一生自分の足で歩くからだ習慣

足腰100歳のつくり方

リーフはりきゅう整体院院長
笹原 健太郎

主婦と生活社

はじめまして、リーフはりきゅう整体院の笹原健太郎と申します。大阪で開業して10年以上になりますが、整体院と並行してユーチューブでも7年前から「笹原健太郎の足腰チャンネル」を開設し、人生１００年時代、１００歳になっても自分の足で歩いて暮らせるように、整体のみならず生活習慣や食生活まで、「１００歳足腰」を実現するさまざまな情報を発信してきました。

リーフはりきゅう整体院には、今でこそ全国から患者さんが受診しに来てくれますが、最初からうまくいっていたわけではありません。開業当時は患者さんが来てくれず、赤字経営でやめようかと思ったことも一度や二度ではありませんでした。

大学在学中にはいろいろな治療現場でインターンとして充実した治療経験を積ませてもらい、これなら卒業後に開業しても絶対にうまくいくという自信を持っていました。今だから話せますが、当時は「なぜ患者さんが通ってくれないのか？」とか「自信を持って開業したのに、なぜこんなにも経営がうまくいかないのか？」といった悩みと疑問で、頭がおかしくなりそうでした。

そして、何日も自分に問い質した結果、あることに気づいたのです。それは「今の自分は患者さんに寄り添って本当の気持ちを聞けているのだろうか？」ということです。整体院を立ち上げてからは時間に追われ、その場限りの施術に追われて患者さんにしっかり向き合っていなかったのかもしれません。患者さんと真摯《しんし》に向き合い、痛みのことだけでなくさまざまな悩みにも耳を傾けてあげること、こうしてはじめて本当の施術が始まるのだ――このことを失敗から学び、深く心に刻みつ

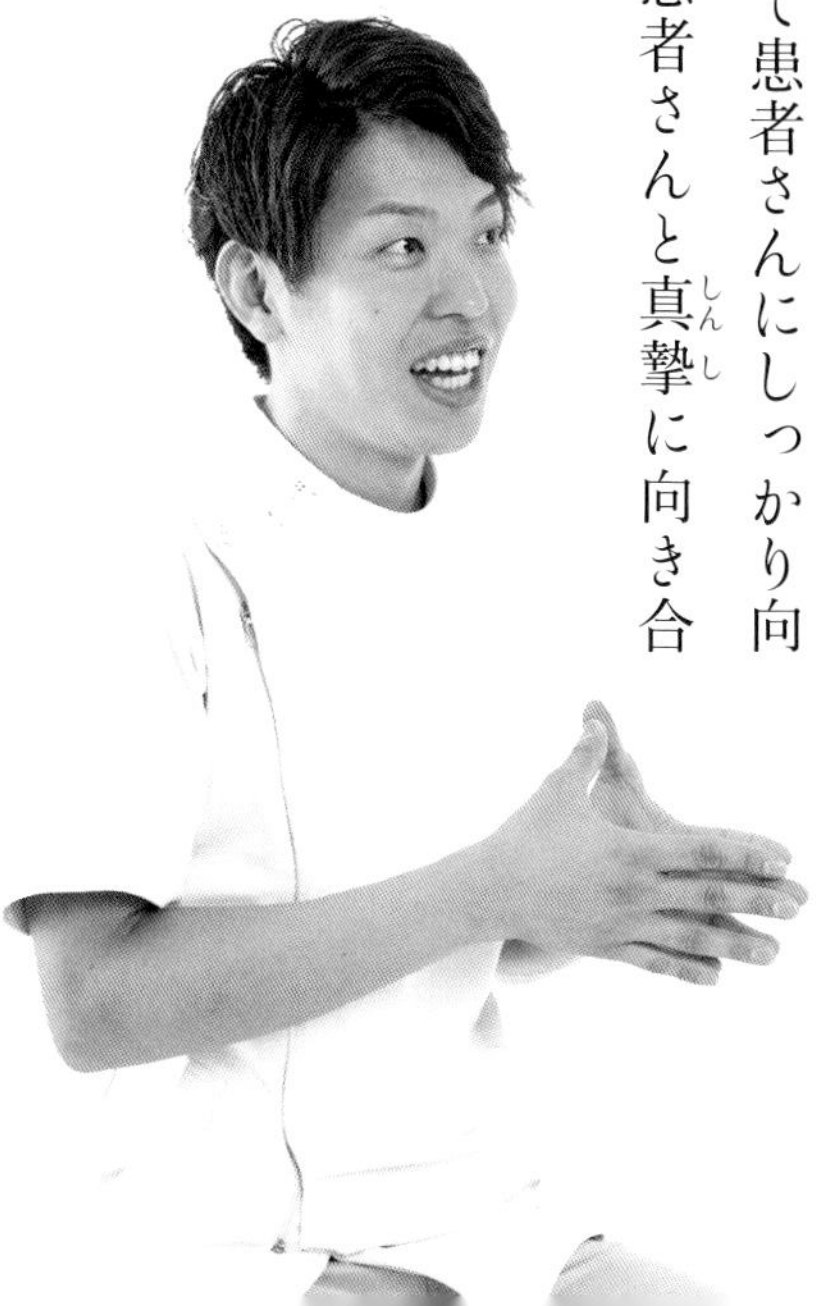

けました。

思い起こせば、自分が患者の立場のときに同じような体験をしていました。大学時代のある日、突然、腰から脚にかけて激痛が走りました。驚いて近くの病院で見てもらったところ、椎間板ヘルニアという診断を受けました。そしてそこに通院することになったのですが、痛みへの対症療法を続けていても一向によくなりません。自分の腰はもう治らないのではと、疑心暗鬼になっていました。

ちょうどそのころ、たまたま以前お世話になった治療院の先生に診てもらうことになりました。先生は私の話に耳を傾け、なぜ痛むようになったのか、その根本的な原因を生活習慣の中から見つけ出し、まずはその習慣を改善するようにアドバイスしてくれました。私はひたすら先生を信じてアドバイスに従いました。すると、症状はみるみる回復していき、ほぼ完治してしまったのです。

どうしてこの話をしたのかというと、物事には必ず原因があって結果があるということを理解していただきたいからです。体の痛みや不調には必ず原因があり、そして痛みや不調は自分の体からの何かのサインだと受け止めること。「痛いのは年だからしかたがない」とあきらめずに、自分の日常生活や日々の習慣を変えるきっかけにしてほしいのです。

人生１００年時代と言われる現在、自分の足腰を保ち健康寿命を延ばすことが重要な時代となっています。ただ足腰は50代から60代頃の体に不調が出だす年代で、思いきって生活習慣を変えないと、負のスパイラルに入り込み、改善が困難になってしまいます。

「そんなことといっても、健康な足腰をつくるためには、毎日１万歩ウォーキングをしたり、スクワットをしたりしなければならないのでは？」

そう思い込んでいらっしゃる方もいますが、そんなことはありません。むしろ、普段運動をする習慣がない人がいきなりウォーキングやスクワットをしようとしても、継続するのが困難なだけでなく、かえって逆効果になることのほうが多いのです。

本書では1万歩歩くくらいなら、まず家の中で10回の〝脚振り〟をしましょうとお伝えしています。いくら体によくても、継続できなければ意味がありません。できそうなことひとつでもいいので、本書で紹介していることを毎日の暮らしに取り入れてみてください。それをきっかけに、負のスパイラルから抜け出し、健康寿命を延ばす一助になれば幸いです。

2022年12月

笹原健太郎

プロローグ

健康寿命を延ばすためにすぐに始められる「5つの習慣」

一生自分の足を使って歩くためには、単に寿命を延ばすのではなく“健康寿命”を延ばす必要があるということは、ご存じかと思います。

ところが、そのためには入念な準備が必要だという思い込みもあり、それが面倒だからと、なかなか始められない人が多いのも事実。

そこで、皆さんに知っていただきたいことは、トレーニングをしなくても、今日からできるごく簡単な習慣の見直しだけで、十分に健康寿命を延ばす効果があるということ。

ここでは、今日からすぐに始められる、「健康寿命を10歳延ばす毎日の習慣」を５つご紹介します。どれかひとつでもいいので、まずは始めてみましょう。

習慣①毎日、朝日を浴びる

紫外線は体に悪いというのは先入観や固定観念。適度な日光はビタミンDを生成し免疫力アップに必要！

昔は夏休みに海や山で真っ黒に日焼けすれば風邪なんてひかないといわれていました。それは、日光の紫外線によって皮膚でビタミンDが生成され、免疫力がアップして風邪の予防になるというメカニズムからです。

今でこそ紫外線は皮膚ガンや老化の促進、美容の大敵といったマイナスイメージから避けられていますが、日照時間の短い北欧諸国では国策として日光浴が推奨されており、その姿がテレビや新聞などでも紹介されています。

確かに浴び過ぎてはよくないのですが、適度な日光は健康にとっては必要な要素であるビタミンDが生成できてカルシウム吸収を助けてくれます。そうすると、体づくりをサポートし免疫力もアップし、病気の予防になるというわけです。

理想をいえば1日20～30分ですが、難しいならまずは2～3分からでもかまいません、そして晴れの日だけでなく、曇りの日でも雨の日でも、**朝起きたら窓を開けて日光を浴びる習慣をつけることが大切**です。

習慣②体はできるだけ速く動かす

「ゆっくり動く」は実は凝りや痛みの原因に！
動作を速くすれば、バランス感覚を維持できてつまずきや転倒防止につながります。

若いときにはまっすぐに立ってもフラフラせずしっかり姿勢を保てましたが、年を取ると体がユラユラ揺れて、正対《せいたい》できなくなります。

これはバランス感覚が衰えるためですが、それを防止するためにも体をゆっくり動かしたほうがよいと勘違いしている人が多いようです。

しかし、下半身をゆっくり動かすと、太ももの筋肉がガチガチになり、重心も低くなります。こうなるとさらに動きが遅くなり、下半身が固まってつまずきやすく転倒するリスクも増えてしまいます。万が一転倒して骨折でもしたら、ますます体を動かせなくなり、バランス感覚も衰えるという悪循環に陥ります。そんな悪循環を防ぐためには、**日常の動作を素早くすることでバランス感覚を保つことが大事**です。もちろん、痛みがあるときなどに無理は禁物ですが、椅子から立ち上がるときや歩くときなど、素早く行なうことを意識するだけでもだいぶ違います。

このように日常生活におけるちょっとした動作を速く行なうことが、バランス感覚の衰えを防止して、一生安心して歩ける体をつくることにつながるのです。

習慣③

関節はできるだけ大きく動かす

自転車こぎやラジオ体操なら、地面からの衝撃が伝わらないので安心！

ウォーキングより体に優しく関節を動かすことができます。

健康寿命を延ばすには、ウォーキングや筋トレを頑張ることが効果的だと思い込んでいる人が多いのですが、ここに落とし穴があります。ウォーキングや筋トレで頑張り過ぎて、逆に体調を壊してしまうケースが案外多いのです。ウォーキングでは悪い歩き方や歩き過ぎでひざや腰に負担がかかり、痛みや変形の原因になることもあります。

このようなリスクを避けるためには、長時間ではなく短時間にピンポイントで鍛えることが大切。それには毎日5分間でよいので、関節を大きく動かす動作を日常生活に取り入れるといいでしょう。具体的には自転車こぎやラジオ体操がおすすめです。

自転車こぎなら地面からの衝撃を伝えにくく、また**同じフォームを繰り返すことでひざや腰への負担は最小限で済み、股関節やひざ関節の曲げ伸ばしができます**。ひざや腰が大丈夫ならより速くこぐと、さらに筋肉を柔らかくしたり関節を曲げたり伸ばしたりできます。

なお、自転車に乗らない人はラジオ体操をすると、関節を大きく動かせるので効果的です。できるだけ毎日行なうようにしてください。

習慣④背伸びをしながら深呼吸する

健康には食べ物だけでなく酸素も大事！

適量の摂取には1日数回、背伸びや深呼吸を行なって肺の機能を活発化させてください。

健康寿命を保つために、摂取する食べ物について細かく注意を払っている人は多いでしょう。確かに野菜や魚、果物など一日適量を食べるようにすることは健康寿命を延ばすことにつながりますが、実はもうひとつ、大事な要素があります。それは**空気を適量、摂取すること**。新鮮な空気を吸うことで血流もよくなります。

というのも、長時間同じ姿勢であまり体を動かさないでいると、上半身が硬くなり肋骨《ろっこつ》も閉じてしまい、肺の活動も衰えて呼吸が浅くなってしまいます。当然、摂取する空気の量は少なくなり、体全体の不調につながります。

呼吸を深くすることによって自律神経が安定して体調もよくなるので、**ときどき背伸びをしながら上半身をほぐす**ようにしましょう。手を上に伸ばして空気を深く吸って、その手を下げながら吐いていく。これを10秒程度でよいので毎日行なうことが、肺の活動を活発化させ、健康寿命を延ばすことにつながります。

習慣⑤
朝食のパンをご飯に代える

パンやめん類に含まれるグルテンの取り過ぎは、腸の健康を損ねかねません。必要な炭水化物は、なるべくお米から摂取するようにしましょう。

健康寿命を延ばすには、腸の働きを維持することが大切ですが、小麦粉に含まれる**グルテンは摂取し過ぎると腸の健康を損ねる**ことがあります。

消化不良を引き起こし代謝も悪くなったり、外からの有害物を排除する代謝機能が落ちたりすることで、免疫力も弱まって病気のリスクが高まるとされています。さらに、エネルギーを作り出す機能も低下して、だるくなったりやる気も衰えたりする場合もあります。

もうひとつ注意したいのは、小麦粉を取り過ぎると、グルテンによって消化機能が衰えてしまいかねないということです。

ですからパンやクッキー、めん類などに多く含まれる小麦粉を、一日のトータル量で換算して減らしていくことを意識してください。具体的には、朝にパン、昼にめん類をよく食べているという人は、どちらかをご飯に置き換えることから始めてください。必要な炭水化物はお米から取れますし、消化作用の観点からも、パンやめん類よりもお米のほうがおすすめです。

QR コードで 動画解説を チェック!

QR コードをスマホで読み込めば、笹原先生が本書のためにつくった動画リストにアクセスできます。正しい動きやスピードを知るために、本書と併せて活用してください。

笹原先生のおかげで ひざの手術宣告からの 奇跡的な回復

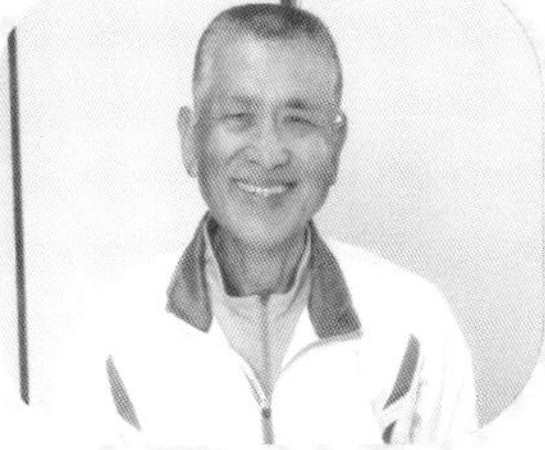
ひざの半月板損傷
（本田安男さん／74歳）

リハビリと投薬で改善せず 病院へのあきらめと不信感

私は70歳でひざを痛め整形外科にかかると、半月板損傷と診断されました。そこでリハビリ体操と投薬で約1年治療しましたが、症状は一進一退を繰り返すばかりです。自分でも一生懸命に症状の改善に取り組んだつもりでしたが、最終的にひざの手術をすすめられる状態になってしまいました。

「これまで病院からいわれた通りに取り組んできたのに、結局は手術を受けなければならない状態になるなんて、納得できない」

諦めと同時に不信感が湧いてきて、その病院に通うのを止めてしまいました。

それからどうしようかと迷っていたところ

ろ、笹原先生のリーフはりきゅう整体院のホームページを見つけたのです。笹原先生が痛みの原因となっているところを見つけ、そこを治療するという根本療法が紹介されていました。

「ここなら治るかもしれない」

そう感じて受診することにしました。

初診から笹原先生は親切丁寧で、私の場合、間違った歩き方によりひざに過度な負担をかけてしまい、いつまでもひざの痛みが改善されない状態だという指摘を受けました。

たった2か月で痛みがなくなり
ウォーキング、農作業が楽に

そこで、足から先に出すのではなく、上半身から先に前に出す、ひざに負担をかけない正しい歩き方を教えてもらい、あわせてひざ周りの筋肉をゆるめる施術をしていただきました。それを続けていくことで歩き方が改善され、およそ2か月で痛みが解消してしまったのです。

その後も、教えてもらった体操を毎日継続することでウォーキング、農作業が楽にできるようになりました。

一時は手術を受けなければならないほど追いつめられた状態でしたが、これほど劇的に回復するとは思いませんでした。

笹原先生に出会って、諦めずに治療に取り組んだことがよかったと、今ではとても感謝しています。

第1章

100歳足腰をつくるために押さえておきたい「5つのポイント」

100歳足腰づくりにとりかかる前に、
運動、体、生活習慣について
軽くおさらいしておきましょう。

なぜ1万歩のウォーキングが危険なのか？3つの理由

健康のためには〃一日に1万歩歩くことが大事〃と勘違いしていませんか？　実は普段運動しない人が、いきなり1万歩も歩いてしまうと、逆に関節や筋肉を痛めてしまうことになり、変形性ひざ関節症や脊柱管狭窄症《せきちゅうかんきょうさくしょう》の原因になることがあります。

①いきなり1万歩は、関節や筋肉が損傷し免疫力がダウン

普段運動をあまりしない人や高齢の方は、筋肉や関節の周りが硬くなっています。そういう人が、**体にいいからといってたいした準備もなくいきなり1日1万歩以上歩くのは危険**で、関節や筋肉の損傷につながります。それだけでなく、体は損傷を回復することに専念するので、他の疾病への免疫力が落ちることになります。

その証拠に、スポーツ選手は丈夫に見えますが、実は風邪やインフルエンザにかかりやすいのです。これは日頃から運動による筋肉疲労が大きいため、その修復に免疫力を使ってしまい、感染症にかかりやすくなるからです。

したがって、筋肉を使う運動は適度な負荷から始めることが大事なのです。

②歩き過ぎはむしろ、さまざまな不調につながる

ウォーキングなどの適度な有酸素運動は血行を促進し、全身の血管に多くの血液を送り出すことで、血管を太く丈夫にしてくれます。ですが、いきなり1万歩以上はオーバーワークになり、血管に負担がかかったり活性酸素を生成したりして、動脈硬化などの原因にもなりかねません。

適度な運動こそ血流を促進し、血管系の疾患や認知症の予防になるということを覚えておいてください。

③間違った歩き方は痛みや寝たきりの原因に

ひざ痛や腰痛の人に注意してほしいのは、間違った歩き方をすると関

節に負担がかかり、地面からの衝撃で体全体に悪影響を与えてしまうということです。

普段から何気に歩いていても、実は地面からの衝撃を受けているのですが、それを1万歩も続けるとかなりの負担が全体にかかり、痛みや不調の原因になってしまいます。まずは正しい歩き方を身に付けることから始めましょう（122ページで解説しています）。筋肉が正しく使われて地面からの衝撃も少なく、寝たきりの防止にもつながります。

ですから、ウォーキングをするなら適度な歩数から始めて、徐々に歩数を増やしていくようにしてください。「○歩は必ず歩く」などと目標を立てるよりも、大まかな目安として**日常生活の1日の歩数＋20分ウォーキング（早歩き）**をすれば十分です。

なお、歩く時間帯については、朝は体が完全に目覚めておらず硬くなっているので、昼から夕方にかけて体がほぐれているときに、正しい歩き方で歩くようにしましょう。

ラクだから椅子に座ろう…が将来の寝たきりをつくる

健康な老後を送るためにやってはいけないこと、それは長時間同じ姿勢を続けることです。なぜなら、筋肉が硬くなり関節も動かくなってしまうからです。そうならないためにも、筋トレやスクワットより先にすべきは筋肉を柔軟に保ち、関節を動きやすくしておくことです。

椅子に座る生活は、関節の可動域を狭くしてしまう

知らずに続けると老後歩けなくなって、寝たきりのリスクが上がってしまう「あること」があります。それは、長時間椅子に座り続けること。一見楽に見えますし、実際ソファーに座るとゆったりして気持ちがよいものです。しかし、その時間が長いとドンドン股関節や足腰を悪くしてしまうのです。

意外に思われるかもしれませんが、人間の体は床生活に適しており、座ったり立ったりを繰り返すことでより大きく関節を動かし、可動域も広くなって体の柔軟性を保つことができます。

日本でもかつては床生活が中心で、それに合わせた生活様式を続けていました。しかし明治以降西洋式の生活が定着するにつれ、洋式トイレをはじめ椅子に腰かけることが基本になり、そのぶん関節も洋式の生活

に適応して曲げ伸ばしも少なく、可動域も狭く固まりやすくなっています。

ですから、**長時間座る姿勢をとり続けることは知らず知らずのうちに関節の動きを減らし、硬くなりやすくしてしまっている**のです。

スクワットや筋トレをする以前に、やらなければならないこと

老後に寝たきりにならないようにと、スクワットや筋トレを始める人が多いのですが、この状態でいくら筋トレやスクワットを頑張っても、凝り固まった関節はそのままの状態で、逆に歩けなくなったり寝たきりになったりする可能性があります。

筋トレやスクワットの前にしなければならないのは、まず椅子に座る時間をなるべく少なくし、そして**30分に1回は立ち上がって姿勢を変える**ことです。例えば椅子に座るのを減らして、そのぶん、床にしゃが

んだり横になったりする回数を増やすだけでも、日に何度も大きく関節を曲げ伸ばしすることになりますから、**長いスパンで見ると一時的な筋トレやスクワットより有効**になります。

それに加えて、関節の曲げ伸ばしのストレッチを行なうようにするとより効果的でしょう。関節の曲げ伸ばしを習慣化することは、スクワットや1万歩ウォーキングより効果的に関節を柔らかくします。もちろん、立ち上がったり座ったりすると痛みがあるような場合は、けっして無理をしないようにしてください。

なお、前述しましたが、関節運動はできるだけ素早く繰り返すことが大切です。関節が凝り固まっているとはじめのうちは大変かもしれませんが、少しずつでも続けているうちにだんだんできるようになってきます。

関節は一度硬くなると老化が進みなかなか元に戻らないので、硬くならないうちにしっかり動かしておくことが、老後のために何よりも大切になります。

一生ものの足腰をつくるために注意しておきたい3つのこと

間違ったやり方や自分の体に合わない方法を続けていても、一生ものの足腰をつくることはできません。ここでは、一生自分の足で歩くために「本当にやるべきたった３つのポイント」を紹介します。

①筋肉を最初に鍛えてはいけない！足腰づくりには正しい順番がある

筋肉は鍛えたほうが強くなってよいと考えられがちですが、実はＮＧです。筋トレで鍛え過ぎるとかえって筋肉が硬くなって、関節の可動域が小さくなり動きが悪くなります。まずは筋肉を柔らかくし、負荷をかけず関節を十分に動かせるようにすることが大事です。

股関節が動きにくくなると、つまずいたり転倒しやすくなり、さらに骨折してさらに足を使わなくなるという悪循環が起こります。一生歩ける足を手に入れるためには、筋肉を鍛えてカチカチに固めることではなく、関節の曲げ伸ばしがしっかりできる状態にしておくことのほうが重要です。

ですから、はじめはダンベルなどで重い負荷をかける筋トレではなく、**負荷をかけずに曲げ伸ばしをするだけでよい**のです。

そして、速い動作で大きく動かすことで、伸縮自在のゴムのような筋肉がつくられます。そうすれば関節がしっかり動かせるようになり、いつまでも元気に歩ける足腰がつくられるというわけです。

②水分をこまめに摂取する

水分と足腰に何の関係があるのかと疑問に思う方もいらっしゃると思いますが、実は筋肉の状態と密接な関係があるのです。例えば輪ゴムの場合、新しいものはしっかり伸び縮みして使いやすいのですが、古くなって乾燥するとパサパサして、切れやすくなってしまいます。

筋肉も同じで、しっかりと伸び縮みができるようにしておくためにも、パサパサではなくみずみずしい状態にしておくことが大事です。特に年配者の場合、トイレが近くなるなどの理由で水分摂取を避ける傾向があります。そうすると、体も筋肉も水分不足で柔軟さがなくなり、曲げ伸ばしができなくなるのです。関節も動きが悪くなり、足腰に悪影響が出るというわけです。

適度な水分量を摂取するには、50歳以上の場合、体重×300ミリリットルが目安になります。1日の摂取量として、体重50キロなら水分1・5リットル、60キロなら1・8リットルという計算になります。

もちろん、これはあくまでも目安で、実際問題としていきなり目安量の水分を摂取するのは難しいので、最初は**1リットルをこまめに分けて摂取する**ことから始めるようにしましょう。

③加齢を理由に仕事や趣味をやめない

一般的に高齢になるとリタイヤして第二の人生を楽しむというイメージが強く、周囲からも「年だからそろそろやめたら」といわれて仕事も趣味も断念する人が大勢いらっしゃいます。しかし、寝たきりの人からバリバリ元気な人まで、多くの方を診てきた経験からすると、高齢者でも見た目がとても若々しく、足腰がしっかりしている人はずっと仕事をやり続けたり、趣味を楽しんだりしている人が多いということです。

長年畑仕事をしてきた人が、高齢だからと周囲から説得されてやめたとたんに、寝たきりに近い状態まで足腰が弱ってしまったという例もあります。

元来人間は年齢に関係なく、体を動かすようにつくられています。**年齢を理由に足腰を使わなくなるほうが、むしろ体にはよくない**のです。

「年だから○○しない」という考えはやめて、年齢にかかわらず仕事や趣味を継続していくことが大切です。

「そうは言っても、そんなにやることはないよ」という人は、ずっと継続できて足腰を使うような習慣をつくっておけば安心です。

多くの人が関節痛を悪化させている4つの勘違い

寝たきりや健康寿命に関連して、ほとんどの人が陥っている勘違いが４つあります。そして、その勘違いが関節痛や関節の変形を悪化させていると言っても過言ではありません。ここでは、陥りやすい誤解や勘違いについて解説します。

①「体重増が関節痛や変形の原因」という勘違い

「太っている人＝関節痛や変形を発症しやすい」というのは間違いで、体重の軽い人でも関節痛や変形に悩む人が多くいることからもわかるとおり、体重増は直接の大きな原因ということではありません。**本当の原因は、関節の「機能低下」にあります**。人間にはある部位の関節の動きが悪くなると、周囲の関節がその動きを補って大きく稼働する習性があります。例えば、長時間座りっぱなしで股関節が硬くなると、ひざ関節がカバーして動くようになるので痛みや変形につながります。

ですから、股関節や肩関節、肩甲骨など大きく動く役割のある関節（可動性・53ページ参照）は、日頃からしっかり動かす習慣をつけて、凝り固まらないようにしておくことが大事なのです。

②「サプリを摂ってるから大丈夫」という勘違い

最近テレビ通販などで盛んに紹介されていますが、ひざの痛みの原因とされる軟骨のすり減りを補うためにサプリメントを常用する人が多いようです。ところが、実は軟骨には血流がなく、いくら効果が期待されるサプリメントを飲んでも、ひざの軟骨にその栄養素を届けるための血の流れがありません。つまり、サプリメントを飲んでも血が流れていないのでひざの軟骨には届かず、効果が薄いとされます。

③「痛みのある関節は安静にする」という勘違い

一見正しそうですが、安静にして曲げ伸ばしを怠っていると、周囲の筋肉が「この関節は動かさなくてもよい」と錯覚して、より固まってしまいます。するとさらに痛みが大きくなって安静にするという悪循環が起きるのです。関節はもともと動かすことが目的ですから、その**機能を休ませては逆に悪化する**ことになります。そして関節のクッションとしての機能が衰えてくると、地面からの衝撃を直接受けることになり、体全体にダメージが広がって各部位に悪影響が出てきます。

④「関節痛や変形には筋トレが有効」という勘違い

関節痛には筋肉を鍛えるのが効果的と、ひざの痛み解消にも太ももを鍛えている人を見かけます。しかし、繰り返しますが筋トレをしてもかえって筋肉が硬くなり痛みや変形の原因になります。**大切なのは**「**しなやかな筋肉**」**をつくること**。まず筋肉を柔らかくして、関節をしっかり動かしてあげることです。

悪い症状をぶり返さないために根本から治療することが大切

ひざ痛や腰痛は痛みが治まっても、電気治療やマッサージなど、一時しのぎの施術だけで根本的な治療を怠っていると、再びぶり返してしまいます。そうならないためにも、根本的な原因、つまり日常生活における体に悪い動きや習慣を修正する必要があります。

痛みが発生するころには症状はかなり進行している

ひざの痛みや腰痛は、自分では思い当たることもなく、突然発症することがあります。それはなぜでしょうか？　実は辛い関節痛や腰痛、五十肩などは、痛くないときから徐々に進行していることが多いのです。

何度も繰り返しますが、日常生活で長時間同じ姿勢で作業をしたり、立ち仕事を続けたりすると関節が凝り固まって痛みや変形の原因になります。つまり、痛みを感じる前から**無意識に続けている動作や姿勢が、関節にじわじわと負荷をかけてストレスが蓄積**していき、それがあるとき一気に痛みとなって発現するというわけです。

ですから、痛みが出たときにだけ対症療法でそれを取り除いても、本当の原因である日常行動を繰り返していれば、いずれ再発することは避けられません。

痛みの根治には対症療法と根本療法が必要

虫歯を例にとると、原因は甘いものを食べるとか歯磨きをしないことがあげられます。しかし、すぐに痛みが出るということではなく、ずっと繰り返し続けていることで虫歯になって痛みが発症します。

また、治療でいったん痛みが治まっても、**原因を止めなければ再発**します。虫歯による痛みの対症療法と並行して、食生活を見直し、正しい歯磨きを継続的に行なうことを習慣にするなどして、はじめて完治するのです。

ひざの痛みや腰痛も電気やマッサージなどの対症療法と並行して、根本療法を施さなければなりません。普段から意識してこわばった筋肉をストレッチでほぐしたり、椅子に長時間座る習慣を改めたり、適度な運動でマメに関節を動かすなどすることで、再発を防ぐことができるのです。

日常生活の痛みのないときから体を動かす習慣をつける

痛みが再発するのは、痛みがないときに痛みを引き起こす行動をやり続けているからです。対症療法で痛みがその場で消えても、痛みの根本原因になっている動作や行動を止めなければ、何回でも再発を繰り返してしまいます。

そして、日常生活では痛みがないから大丈夫ではなく、痛みないときこそ体を動かす習慣をつけておくことが大切なのです。

第2章

多くの人が誤解している！足腰が悪くなる本当の原因

うっかり始めると危険！
多くの人が誤解している、
足腰を悪くする
本当の原因を知っておきましょう。

痛みや変形の原因は加齢ではなく筋肉の使い過ぎ！

慢性痛や変形など、何事も加齢が原因だと思っている人が多いようです。しかし、同じ高齢者でも痛みに悩む人がいる一方で、まったく痛みが出ない人がいることもたしか。そうなると、加齢以外の原因を疑ってみたほうがいいかもしれません。意外ですが、筋肉の「使い過ぎ」が大きく関わっています。

筋肉を柔軟にするには正しい姿勢を保つことが大切

年を取るとひざ・腰・首・肩などに痛みが起こると言われていますが、加齢は根本的な原因ではありません。注意すべきは、筋肉が硬く凝り固まることです。

例えば、だらんとソファに座るのは楽に感じる一方で、重い上半身を腰の筋肉を使って支えている状態、つまり、筋肉を頑張り過ぎにして固めてしまっているということなのです。

腰がオーバーヒートを起こす前に、筋肉を頑張らせない正しい姿勢を身に付ける必要があります。

ラクな姿勢から定期的に正しい姿勢を取るように習慣づける

では、実際に正しい姿勢で椅子に座ってみましょう。手のひらをお尻の下に入れて骨の出っ張りに触るようにすると、骨盤が起きて背中がまっすぐになります。そして、ややお辞儀する感じで顎は引きます（写真参照）。ただし、この姿勢をずっと保つのは大変ですから、最初のうちはせめて30分に1回は正しい姿勢に座り直すようにしましょう。繰り返すうちに意識せずとも姿勢が正されるようになります。

　また、正しい立ち姿勢ですが、内ももとお腹の筋肉を使って立つようにすること。内ももにタオルを丸く

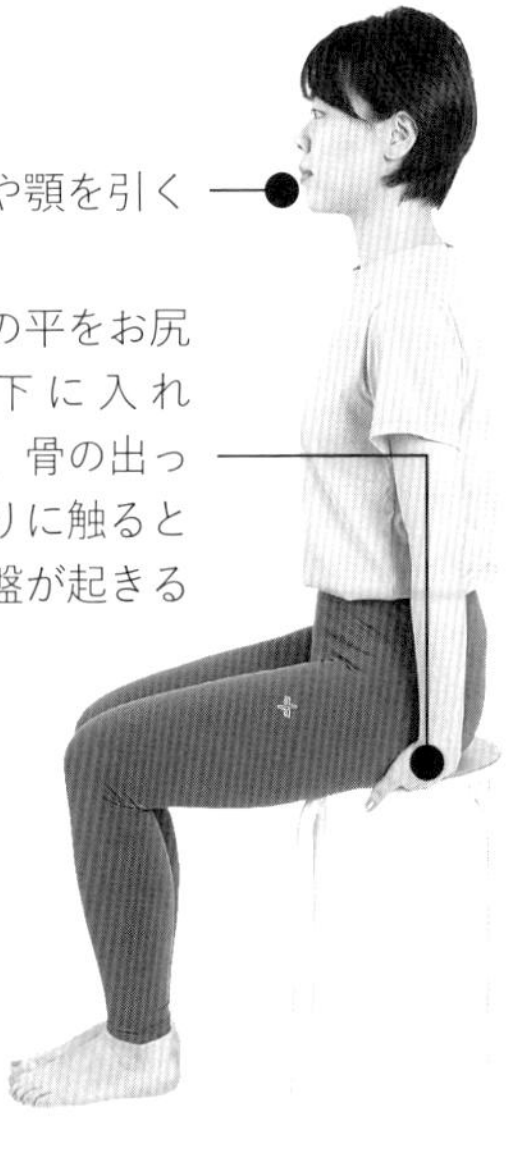

巻いたものを挟み、軽いお辞儀をする要領で立ちます。このとき、太ももと下腹部の恥骨を意識して、下腹部を突き出さないようにします（115ページ参照）。座り姿勢と同様に20～30分に1回、この姿勢を取るようにします。フラフラする人は悪い姿勢が癖になっている証拠です。

正しい姿勢で日常生活を送ることが、痛みを防止・解消するために最も必要なことといっても過言ではありません。一生、歩いて暮らせるようにするためにも、ふだんから次のことを心がけるとよいでしょう。

①体を対称に保つ
②下腹部に力を入れる
③背筋を伸ばす
④骨盤を立てる
⑤腰を反り過ぎない
⑥肩の力を抜く
⑦頭の上から糸で引っ張られているように、顎を引いた姿勢を保つことを常に意識する

運動やストレッチをしてもカチカチの筋肉がゆるまない本当の理由

老化防止のために筋トレやスクワットに励む人がいますが、一歩間違うと関節の痛みや変形を悪化させてしまいかねません。関節には可動性と安定性の2種類があり、体の動きをよくする可動性の関節がしっかり動かないと、凝りや張りの原因になります。

2種類ある関節のメカニズムを理解する

どんなに運動をしてもストレッチしても、筋肉がなかなか柔らかくならない人や、ひざ痛や変形性ひざ関節症・腰痛・脊柱管狭窄症で悩める人には、次の2つの原因が考えられます。

ひとつは、筋肉がカチカチに凝り固まり動性の関節が動かなくなることによって、周囲の筋肉がカバーしようとしてさらに凝りや張りにつながってしまうということです。

関節には可動性（モビリティ）と安定性（スタビリティ）の2種類がありますが（54ページ参照）、可動性の関節が動かないと、周囲の関節がカバーせざるを得なくなります。例えば、座り過ぎで股関節が固まって動きにくくなると、そのぶん本来曲げ伸ばししかしないひざ関節がカバーせざるを得なくなり、ひざの痛みや変形が進行するのです。

■可動性（モビリティ）関節と安定性（スタビリティ）関節

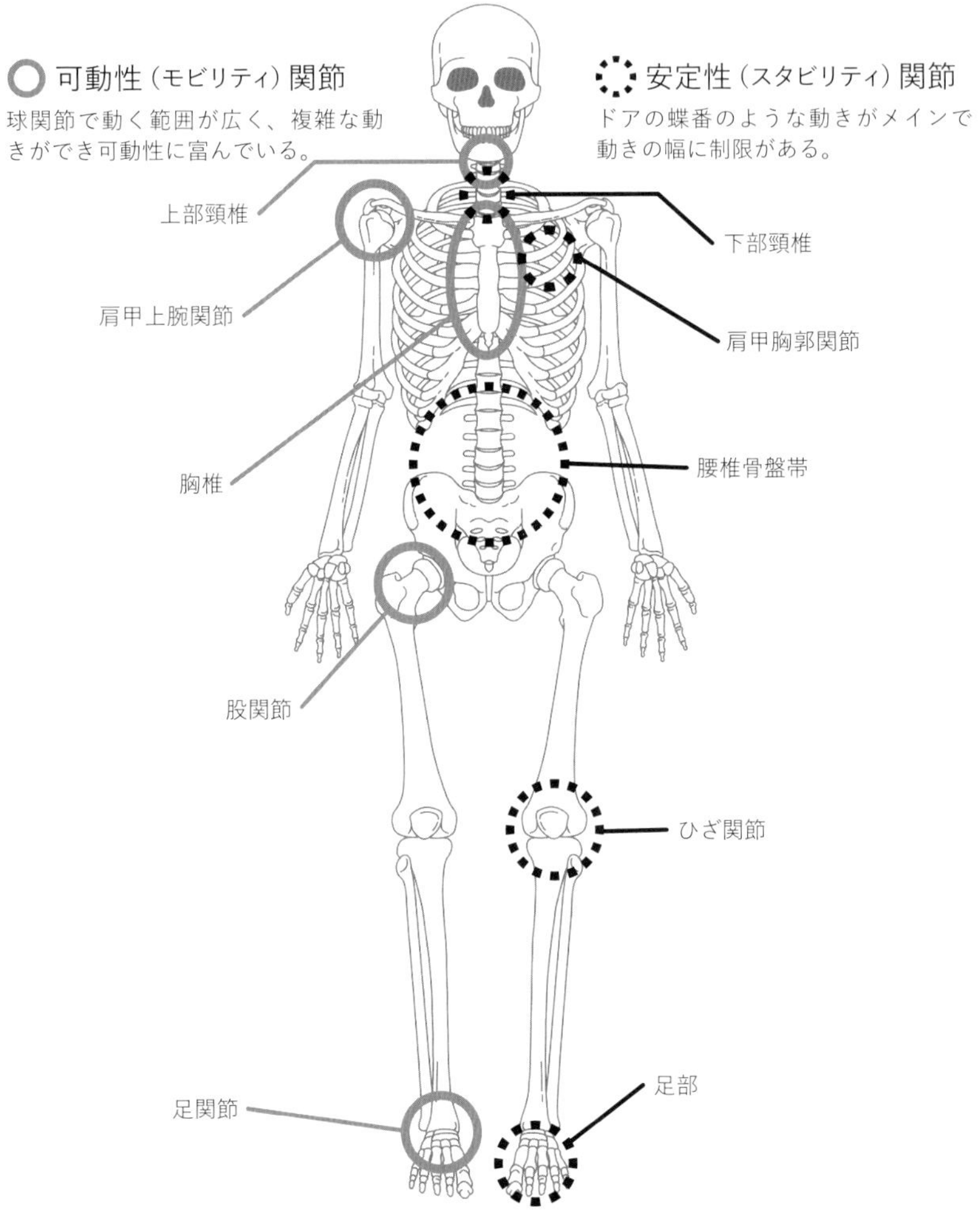

長時間重力にさらされてストレスがたまる

もうひとつの理由は、地球上の生物はすべて重力の影響を受けていて、長時間じっと直立していると、上部から下部へ重力が働き、筋肉も縮こまりカチカチになってしまうからです。そうなると、少しの運動やストレッチだけでは元に戻らず、痛みや変形が悪化することになってしまいます。

ですから、**長時間同じ姿勢や状態でいることをなるべく避けて**、こまめに背伸びをして、縮んだ全身の筋肉を伸ばすようにしましょう。

背骨のS字カーブから始まり腰↓ひざ↓肩の順に悪くなる

ひざ痛や腰痛、五十肩に悩める人は故障箇所ばかり見てしまいますが、それでは本当の原因を見失うことになります。各部位の症状はもともと根本的な原因があって、その結果、末端に症状が発症するからです。

何事も末端だけを見ていては全体が把握できない

年を取るといろいろな痛みで悩む人が多いのですが、本当の原因がわからずに痛みの部位だけを見て治療に励む傾向にあります。

ただ痛みの部位だけを対症療法で治療したとしても、またすぐに痛みがぶり返してしまいます。

何事も物事の末端だけを見ていては全体が把握できないのと同様に、**体の痛みや症状もその部位だけを見ていては完治には至りません。**

例えば、ひざや腰の痛みは長時間同じ姿勢を取ることで、硬くて動かなくなった背骨や骨盤をカバーして、肩やひざ、腰に過度な負担がかかり、それを補うために無理をしてしまうことが原因です。

悪い姿勢や運動不足が影響しても、若い頃なら筋肉が柔軟なので多少の無理があっても対応できていましたが、年齢とともに筋肉が硬くなり、過度な負荷に耐えられなくなっていきます。

年代別に見ると、20代～30代は背骨周りや骨盤に発症しやすく腰痛やヘルニア、40代～50代は下半身のひざ痛、50代以上は上半身の五十肩のような肩の痛みという具合に、痛みや変形が進行してしまいます。

背骨のS字のカーブが体全体のクッション機能を果たす

これには根本的な原因があります。人間の背骨はもともと首から頸《けい》椎《つい》、背骨、腰とS字のカーブでつながって、重力や地面からの衝撃に対してクッションの役目を果たしています。

その機能のおかげで体全体が柔軟に保たれて、関節や筋肉に負担がかからず健康状態を維持できるのですが、仕事で長時間座っていると、背骨が曲がり背中が丸まって、骨盤も後ろに倒れてしまいます。

これでは、クッション機能を果たしていた背骨のS字のカーブが消失して、重力や地面からの衝撃を直接受けることになるのです。

さらに、それをカバーしようとして末端の関節や筋肉までカチカチに凝り固まり、痛みや変形の原因になるというわけです。

人間には体全体がカバーし合う〝代償動作〟機能が備わっている

もともと人間には、体全体がカバーし合う**〝代償動作〟**（代償運動）という機能が備わっています。

代償動作とは、本来の動作や運動を行なうのに必要な機能以外の機能を補って動作や運動を行なうことですが、体内の機能でも同様な働きがあります。

例えば足を組んだり、壁にもたれかかっていたり、楽な姿勢を取っていると、本来働くべき部位の機能が低下して、それを補うべく体全体にゆがみや痛み、慢性的な凝りなどが起きてしまいます。

つまり背骨のS字カーブでいえば、猫背で丸まって背骨のクッション機能が損なわれると、それを補うためにひざや腰がカバーするというわけです。

もともと上半身と腰の働きによって体全体を保っていたところを、上半身の機能が低下したら、腰がその分カバーする働きをしなればならなくなるということです。

痛みや変形の発症には順番がある

このような状態が続くと、前述したようにまず早ければ20代～30代で腰に異常をきたし、最悪の場合、腰痛や椎間板ヘルニアを発症してしまいます。

さらに、それを放置していると、40代では上半身の動きの悪さを下半身がカバーしてコチコチになってひざが曲がりにくくなり、ひざ痛や変

■体の不調は年代ごとに順を追って発症する

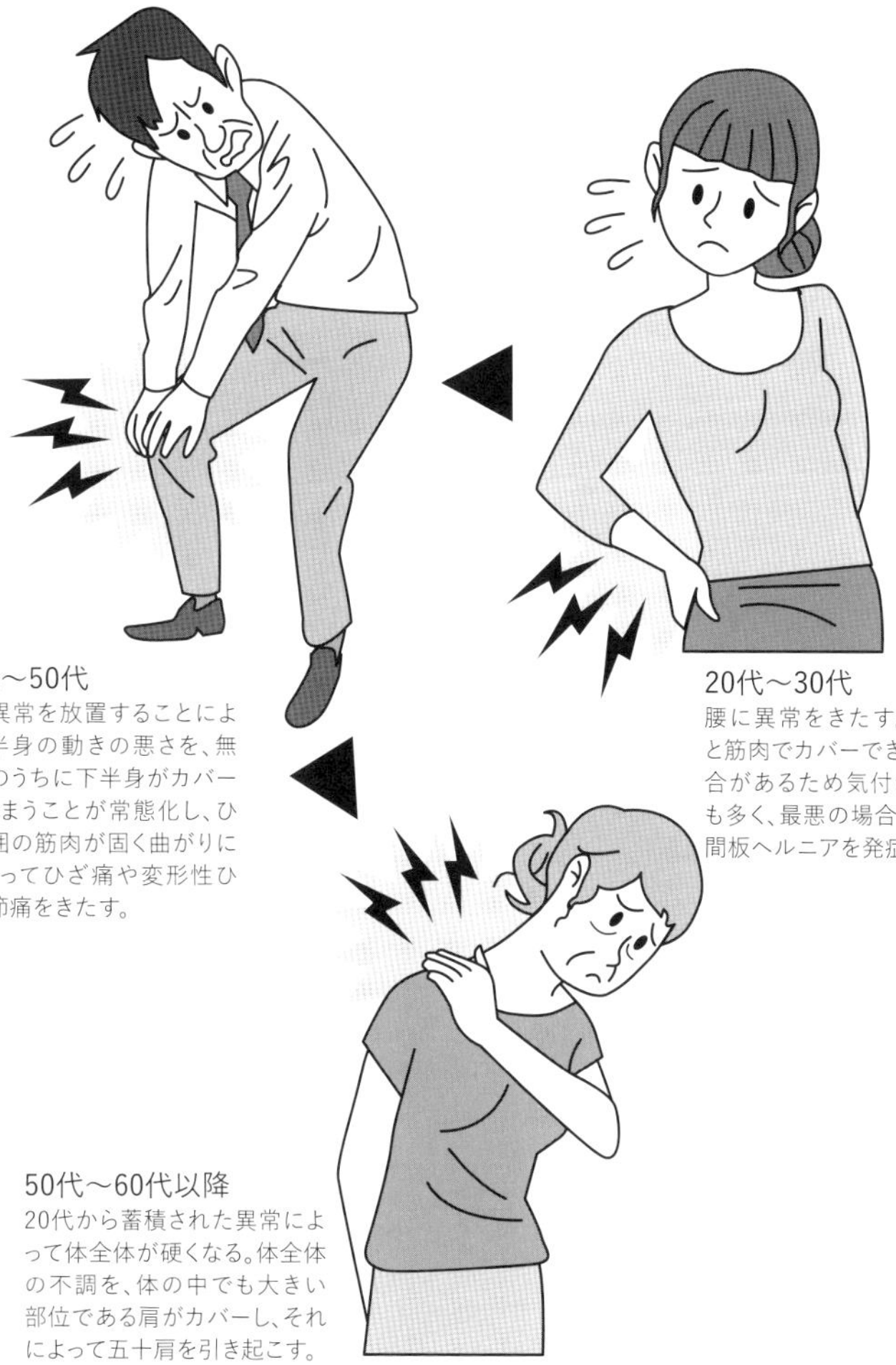

20代〜30代
腰に異常をきたす。若い体力と筋肉でカバーできてしまう場合があるため気付かないことも多く、最悪の場合、腰痛や椎間板ヘルニアを発症する。

40代〜50代
腰の異常を放置することによる上半身の動きの悪さを、無意識のうちに下半身がカバーしてしまうことが常態化し、ひざ周囲の筋肉が固く曲がりにくくなってひざ痛や変形性ひざ関節痛をきたす。

50代〜60代以降
20代から蓄積された異常によって体全体が硬くなる。体全体の不調を、体の中でも大きい部位である肩がカバーし、それによって五十肩を引き起こす。

形性ひざ関節症になったり、ひざが外側に開いてO脚の原因になったりします。

そして50代になると、体全体が凝り固まり、それを肩がカバーしようとして五十肩になるのです。

こうしてみると、**痛みや変形の発症には順番があり、それを理解しないと年を取る度にどんどん悪化**して取り返しのつかないことになりかねません。故障箇所だけを見るのではなく、体全体を俯瞰して本当の原因はどこにあるのかを自覚することが、根本治療への近道なのです。

私たちの100歳足腰づくり②

ひざ痛、半月板損傷、股関節痛、座骨痛

（Hさん／女性／56歳）

私は、手指の母指ＣＭ関節症の手術後、筋肉が落ちないように整形外科の先生の指導で運動を少しずつ始めたのですが、ある時、股関節やひざが痛くなり、正座も辛くなってしまいました。

それでも運動を続けていたところ、半月板を損傷。整形外科でヒアルロン酸の注射を受けながら、今度はなるべくひざを動かさないようにしていたら、座骨まで痛めてしまいました。そんな矢先、笹原先生のユーチューブを見つけたのです。

先生の見立てでは、股関節やひざ周りの筋肉が硬い状態でスクワットなど負荷の強い運動をしたため、痛みが悪化しているとのことでした。まずは股関節とひざ関節周りの施術を行なってもらうと、筋肉をゆるめて関節がスムーズに動きやすくなりました。

その後も負荷のかからないストレッチや関節運動を教えていただいたので自宅で続けていたところ、軽いジョギングもできるようになりました。もともと運動が好きなので、またいろいろと再開しようと思っています。

ひざ痛、変形性ひざ関節症、Ｏ脚、猫背

（春の風さん／女性／66歳）

1年ほど前からからひざ痛が悪化し、30分のウォーキングすら辛くなりました。当時通っていたスポーツジムでパーソナル指導を受けていましたが、思うような改善は見られませんでした。整形外科では加齢による変形性ひざ関節水腫と診断され、足底板をつくってもらいましたが、根本的な治療指導は得ら

れず、途方に暮れていました。そんなときに笹原先生の「90日膝痛解消プログラム」と出会い、「ひざ痛解消」という言葉に、ワラをもすがる思いで飛びつきました。

診察によると、仕事での間違った体の使い方が原因でひざに過度な負担がかかっていたとのこと。それらを正していただき、あわせて普段から正しい姿勢でいることや、セルフケアの方法を教えてもらいました。今ではすっかり痛みも改善しました。

変形性ひざ関節症

（Iさん／女性／75歳）

50代のころ、ひざに軽い痛みを感じて整形外科を受診したところ、変形性ひざ関節症と診断されました。正座ができなくなりましたが、日常生活はさほど支障ありませんでした。ところが、60歳を過ぎて卓球をするようになると痛みが増すようになり、それからは整形外科でヒアルロン酸注射をしてもらいながらリハビリを繰り返していました。

ある日、ひざに炎症を起こして自宅で休養中に、笹原先生の「足腰チャンネル」を見つけました。いろいろな番組を見てこれが一番わかりやすいと思ったので、直接、先生の指導を受けることにしました。

私の場合、痛みの原因は卓球のあとのセルフケアが不十分だったとのことでした。そこで、足の筋肉をゆるめるセルフケアを指導していただき、あわせて内ももの筋肉を鍛えるトレーニングなども教えてもらいました。

おかげで、今では階段など負荷がかかるところでも痛みの出ない状況まで回復しました。あの辛かった日々がウソのようです。

第3章

100歳足腰を手に入れるために今日から始める体づくり

QRコードで動画解説をチェック！

上のQRコードをスマホで読み込めば、エクササイズの動画を見ることができます。

**まずはごく簡単な準備運動から始めて
マッサージ、ストレッチ、エクササイズと
順を追って「歩ける体」をつくっていきましょう。**

注意

高齢者や持病のある人、体力に自信のない人、そのほか健康に不安のある人は、医師に相談の上で行なってください。また、ケガをしたばかりの人、ねんざや骨折をしている人、体に痛みや腫れのあるときは控えてください。痛みが悪化したり、関節の腫れや熱がひどくなったらすぐに中止し、医師の診断を受けてください。

普段運動の習慣がない人に
まず最初にやってほしい
3つの準備運動

これまでストレッチやスクワット、体操など体を動かす必要性について解説してきましたが、普段運動をやっていない人がいきなり行なうのは要注意。急にウォーキングを始めたり、負荷の高いスクワットを行なったりすると、体の痛みや変形が悪化するリスクがあります。

急激な負荷をかけた運動は、普段使っていない筋肉や関節にとって大変危険なことなので、各部位がＳＯＳを発して痛みや不調につながるのです。

そんなリスクを軽減するために、寝ながら簡単にできる3つの準備運動を紹介しますので、まずはここから実践してみてください。

運動習慣がない人のための

寝ながら準備運動

**負荷の軽い簡単エクササイズはやさしく動かすことで
普段から運動していなくても、痛みや炎症が伴うこともなく安心して、
体をほぐしていくことができます。**

【1】足首の準備運動

1

仰向けになって、かかとを床につけたまま体をまっすぐに伸ばす

ポイント

足首は地面からの衝撃を直接受けるので、まず最初に柔らかくします。

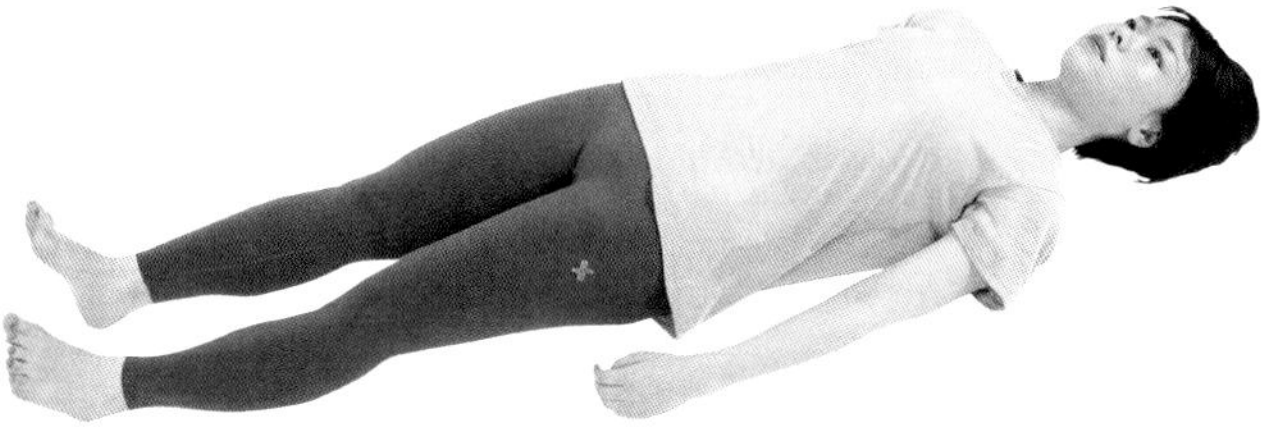

2

足首を外側に10回回し、次に内側に10回回す

外回しと内回しを1回として10セット

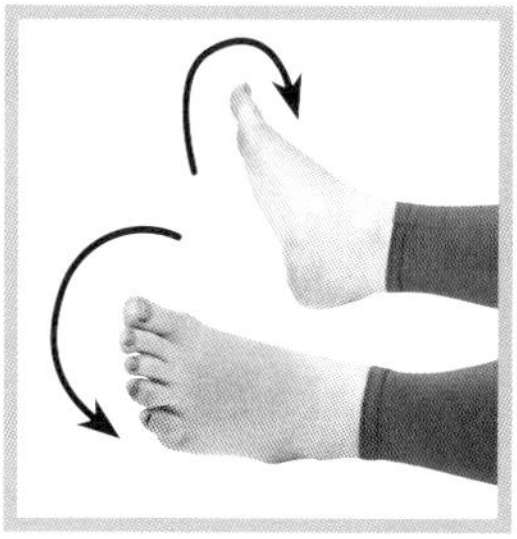

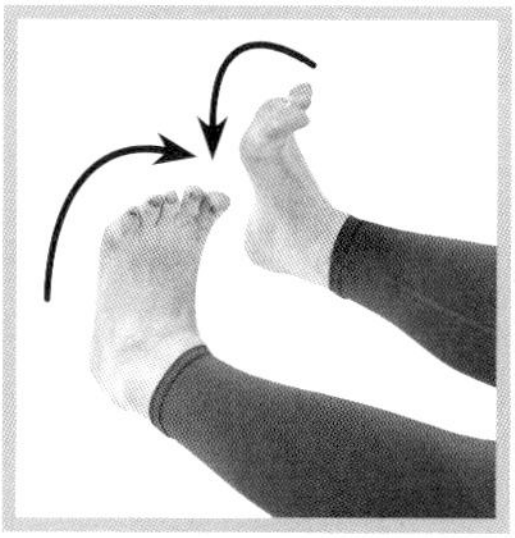

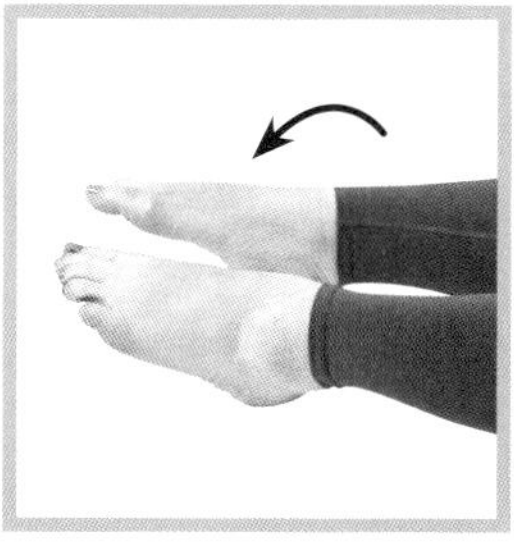

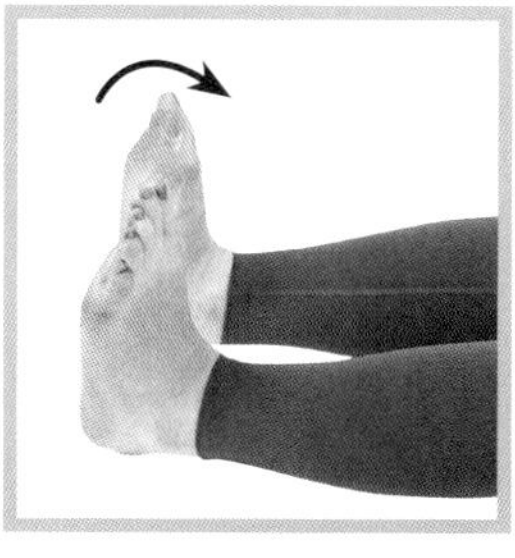

3

さらに、足首を上下に動かす

上下を1回として10セット

【2】
ひざの準備運動

ポイント

ひざは痛みが出やすい関節なので入念に準備運動を行なうこと。

1

仰向けになる

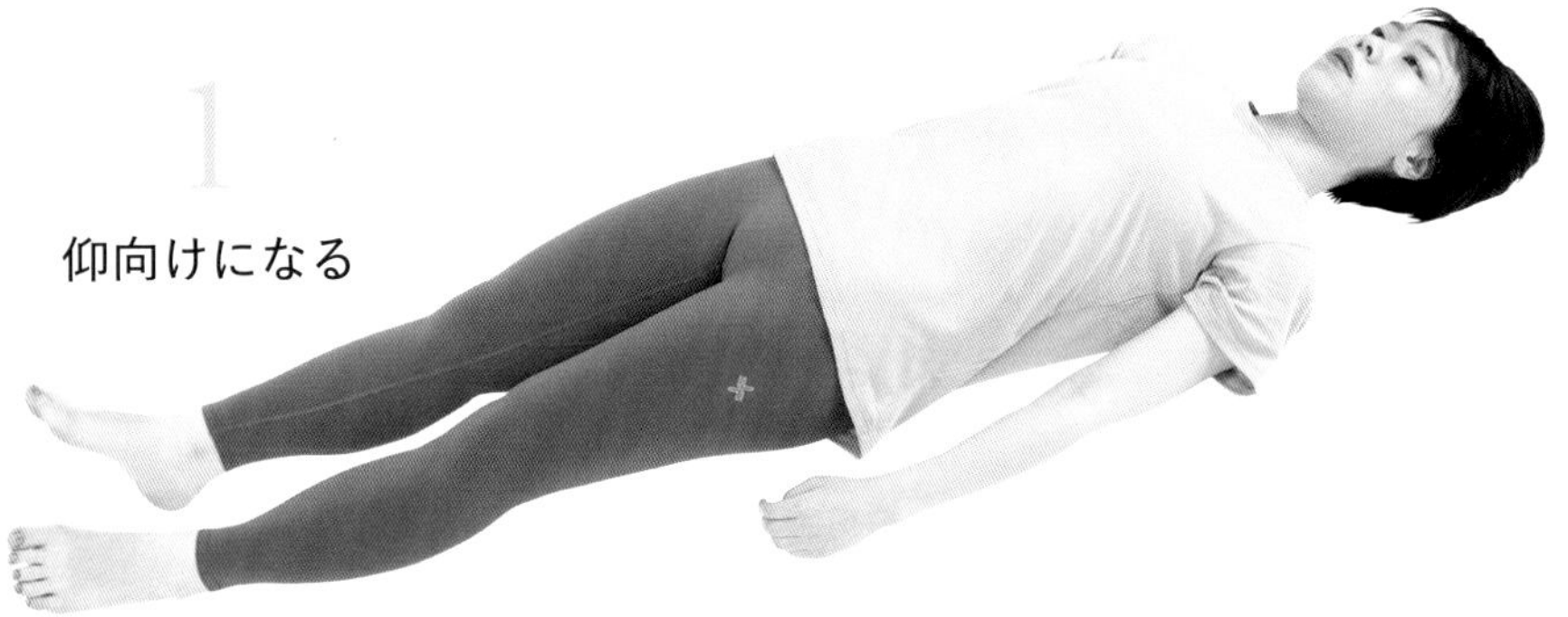

2

かかとを床につけたままひざを曲げてスライドさせる

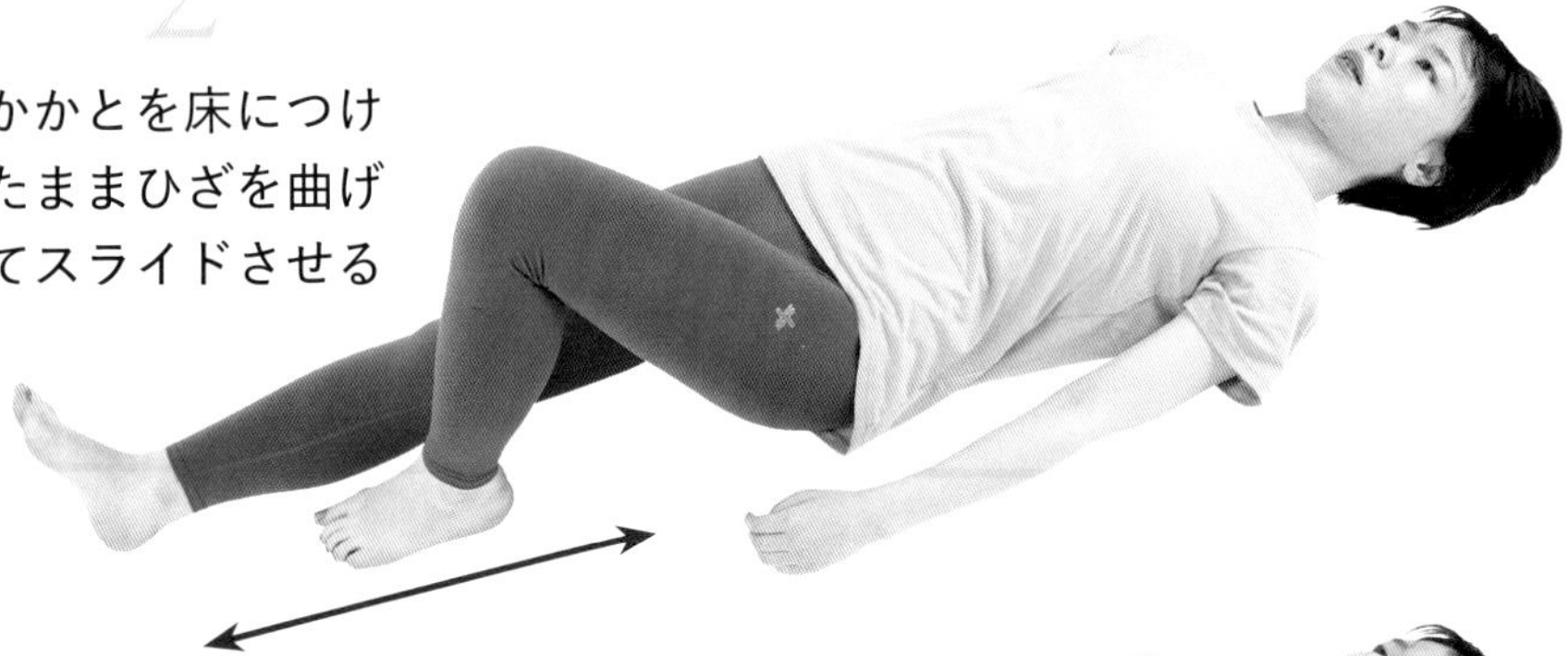

3

また伸ばす

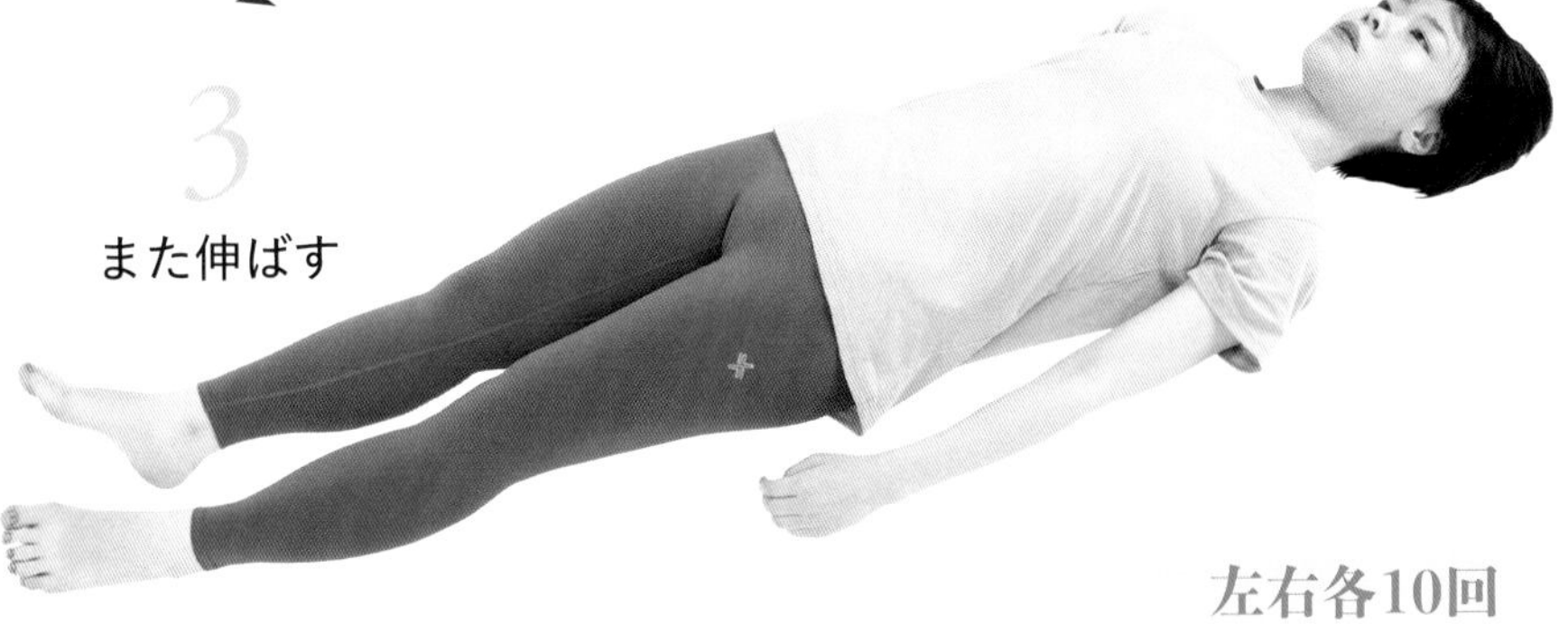

左右各10回

【3】股関節の準備運動

ポイント

股関節が硬くなると各部位に悪影響が出るので、十分にほぐします。

1

仰向けになる

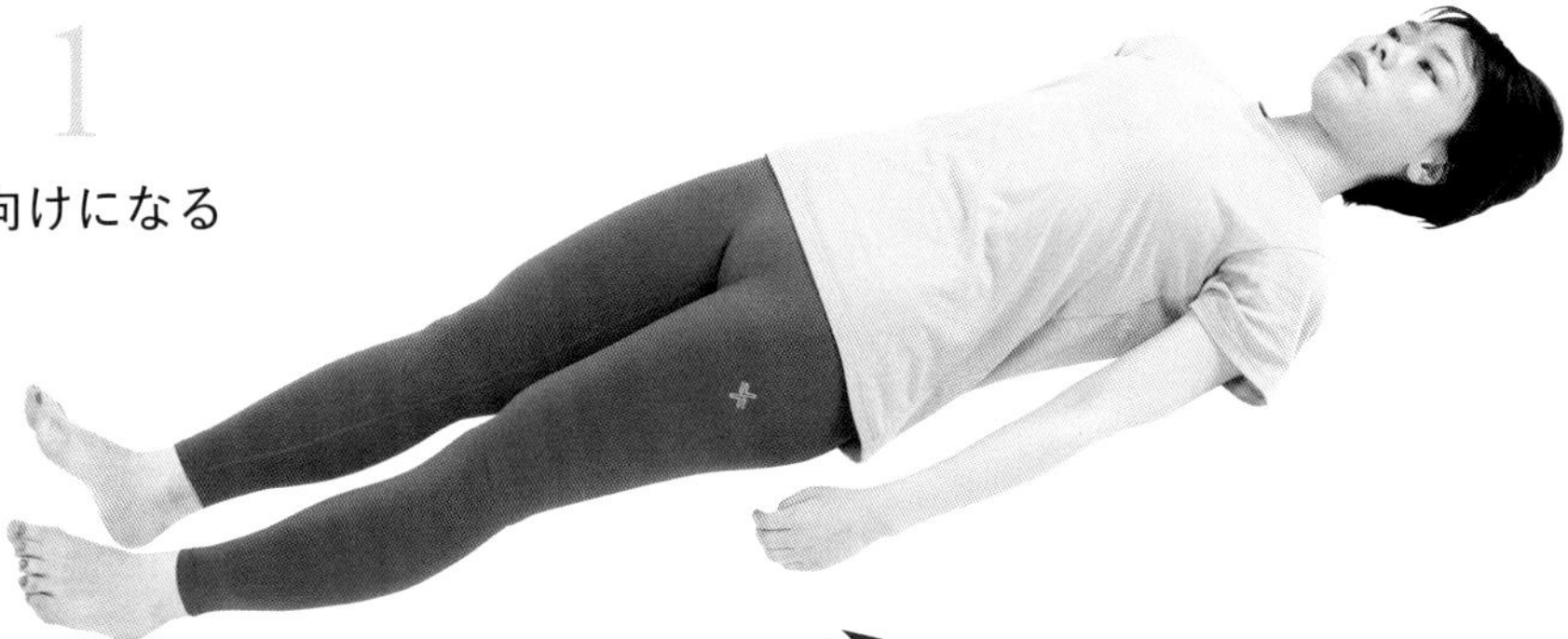

2

ひざを曲げて、真上に上げて降ろす

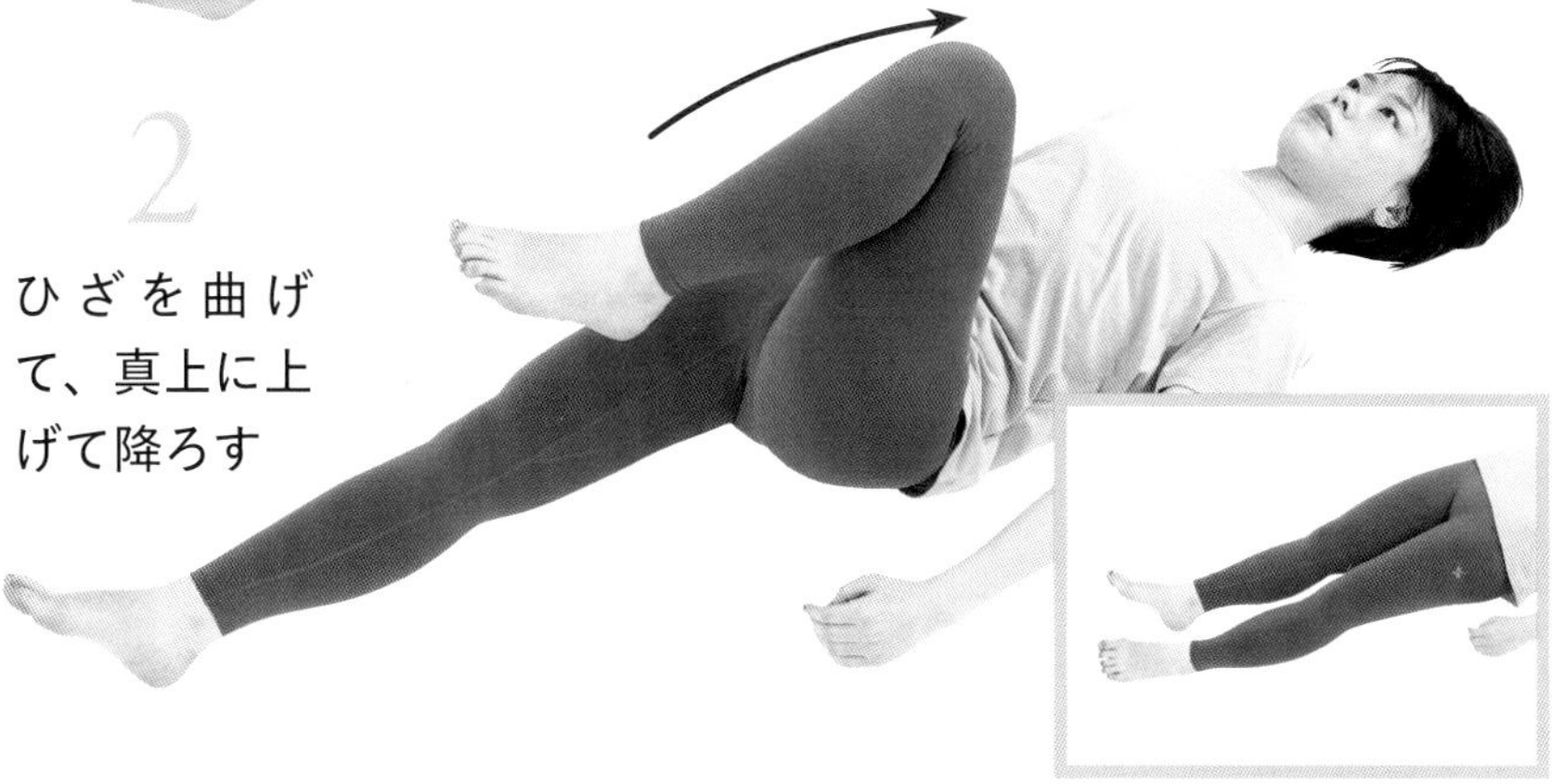

3

ひざを上げる方向を変えて、斜め45度の外側に上げて降ろす

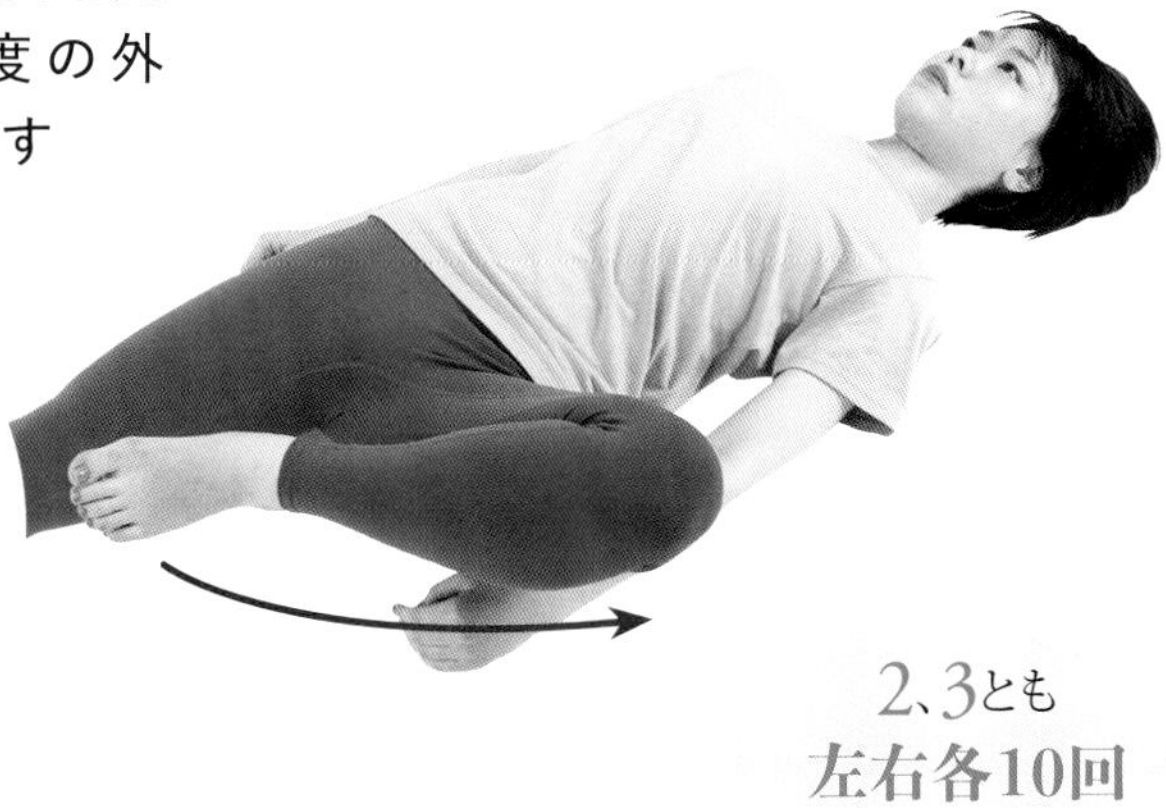

2、3とも
左右各10回

腰痛やヘルニア、ひざ痛を解消する3つの超簡単エクササイズ

ここでは寝たままで3〜5分あれば行なえる、ずぼらな人でも継続できるエクササイズを紹介しましょう。

あえて「ずぼら」というネーミングにしたのは、とにかく取り組むためのハードルを下げ、継続してほしいという思いからです。エクササイズは継続して毎日新しい刺激を与え続けることが大切なのです。

どんなエクササイズについてもいえますが、効果が出ないからといろいろつまみ食いするのではなく、ずぼらでもいいから毎日継続することを目指しましょう。細胞は3か月で生まれ変わるといわれています。まずは3か月を目安に、自分の体を少しずつ慣らしていきましょう。

誰でも3か月は続けられる

ずぼらエクササイズ

どんな運動やエクササイズを行なっても継続しないと、
すぐに元に戻ってしまいます。まず3か月継続することで
よい変化が期待できます。

【1】
ひざ開き
左右倒し

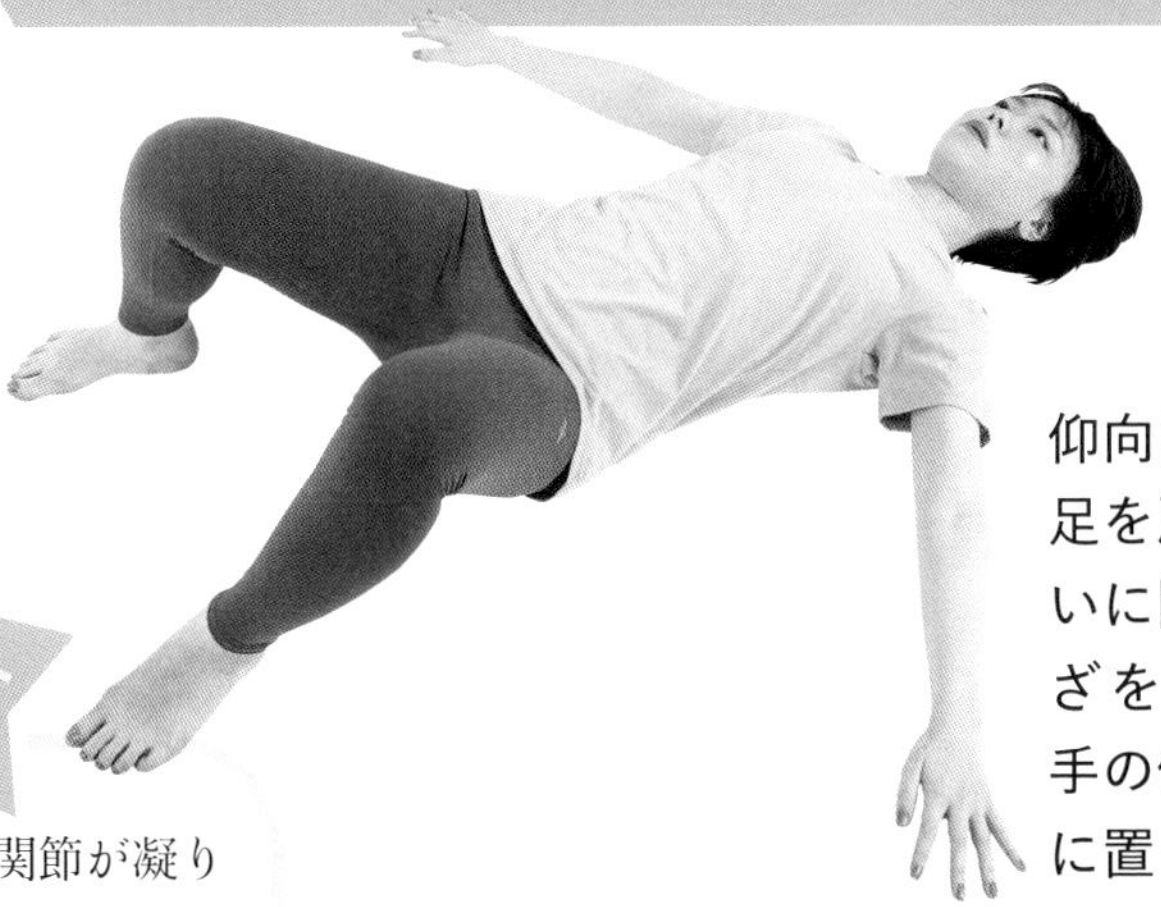

1
仰向けになり足を肩幅くらいに開いてひざを立てる。手の位置は横に置く

ポイント

痛みがある人は股関節が凝り固まっているので、それをゆるめる効果があります。

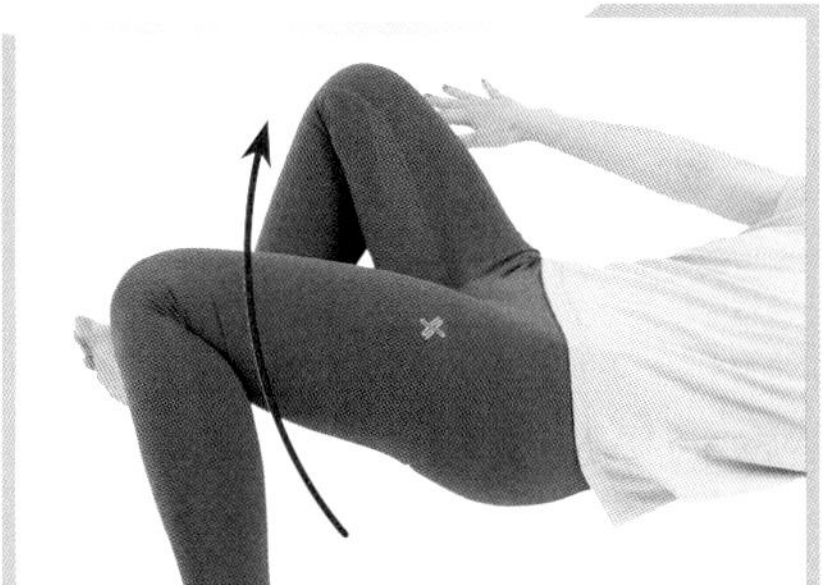

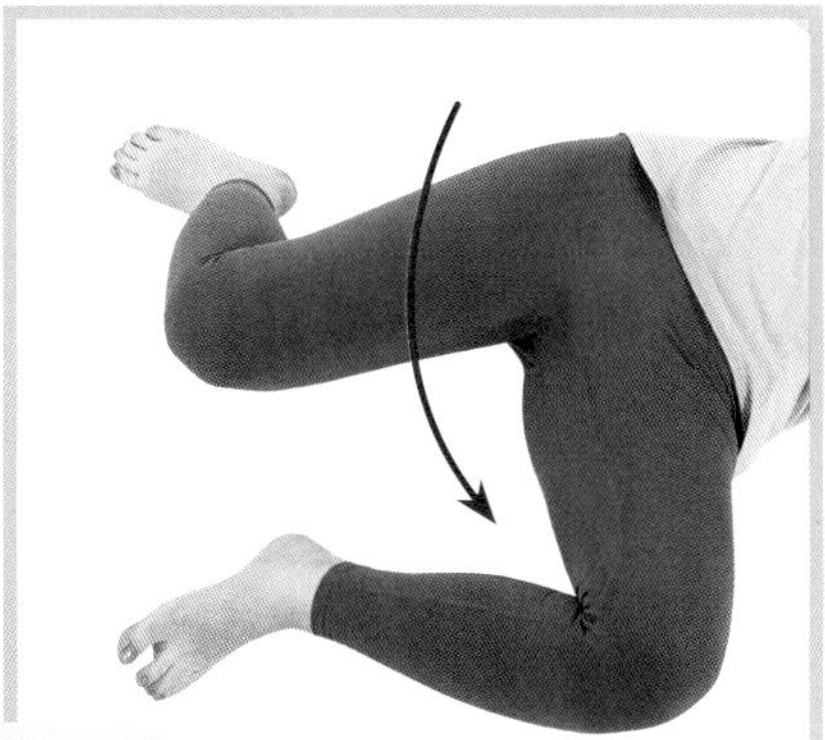

左右を1セット
として10セット

2 足を広げたまま曲げたひざを左右に倒す

【2】ひざ閉じ左右倒し

1

仰向けに寝てひざを立て、ひざの内側をくっつける

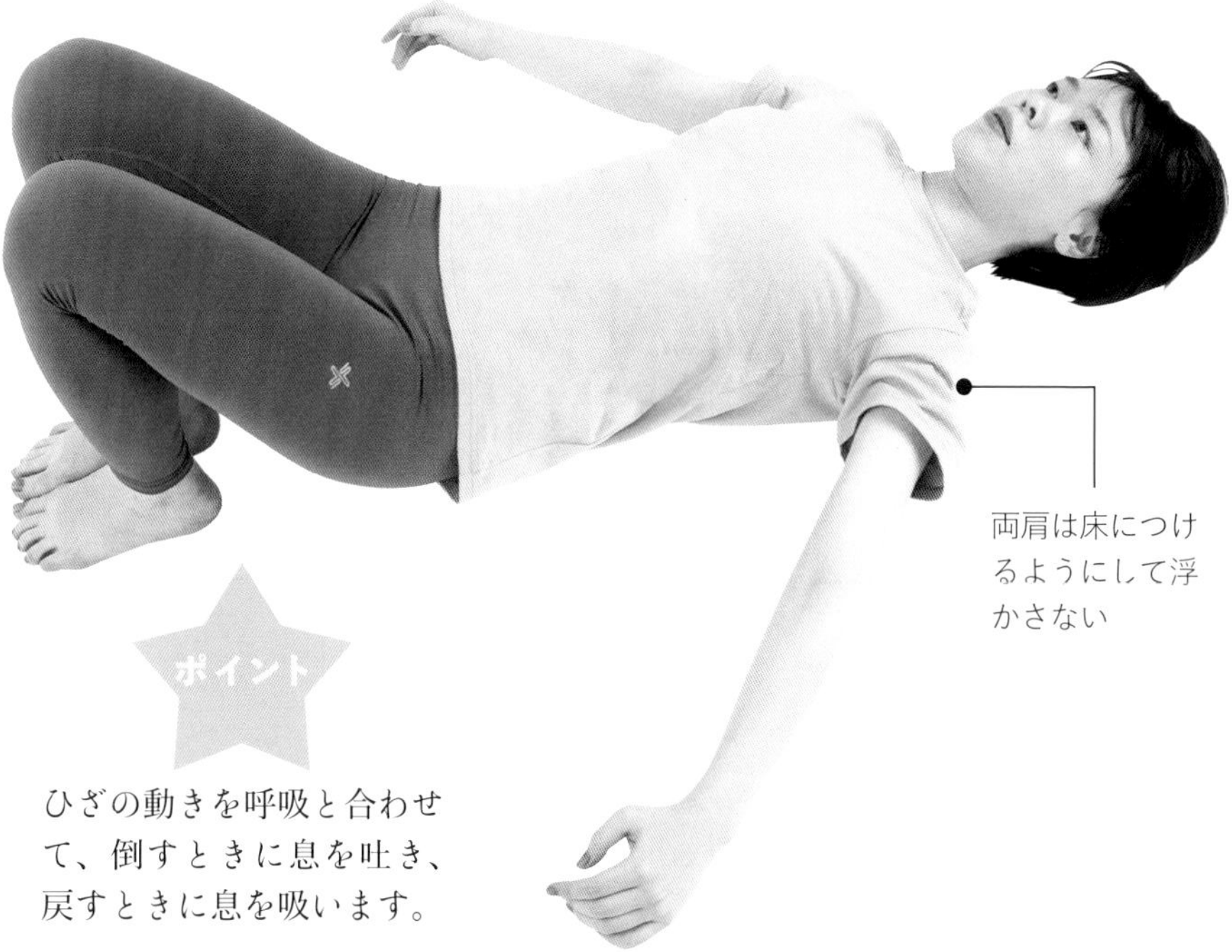

両肩は床につけるようにして浮かさない

ポイント

ひざの動きを呼吸と合わせて、倒すときに息を吐き、戻すときに息を吸います。

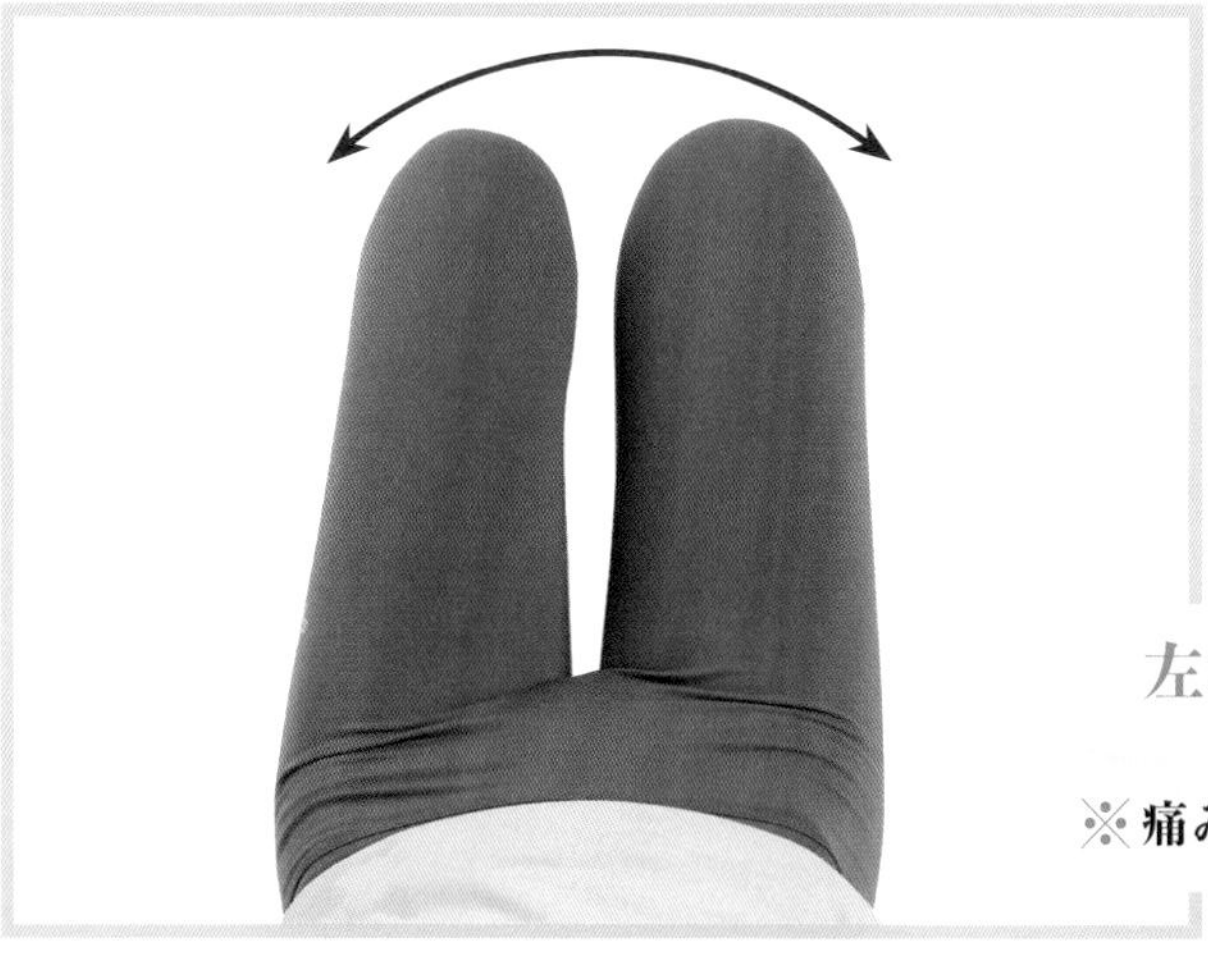

2

手の位置は横に、立てたひざをゆっくり左右に倒す

左右を1セットとして
10セット
※痛みがない人は20セット

1

仰向けに寝て、手を真上に伸ばしてひざを立てる

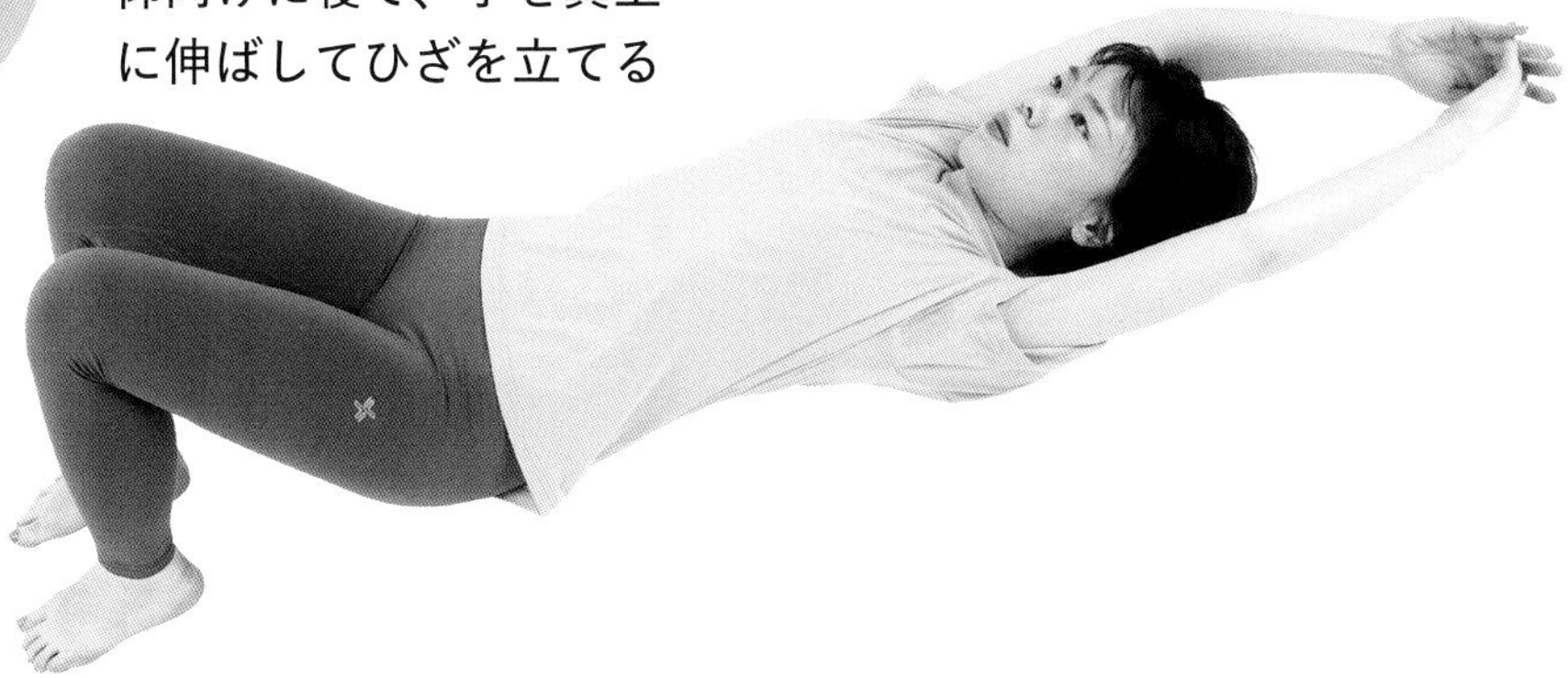

2

両腕を伸ばして10秒間キープし、戻す

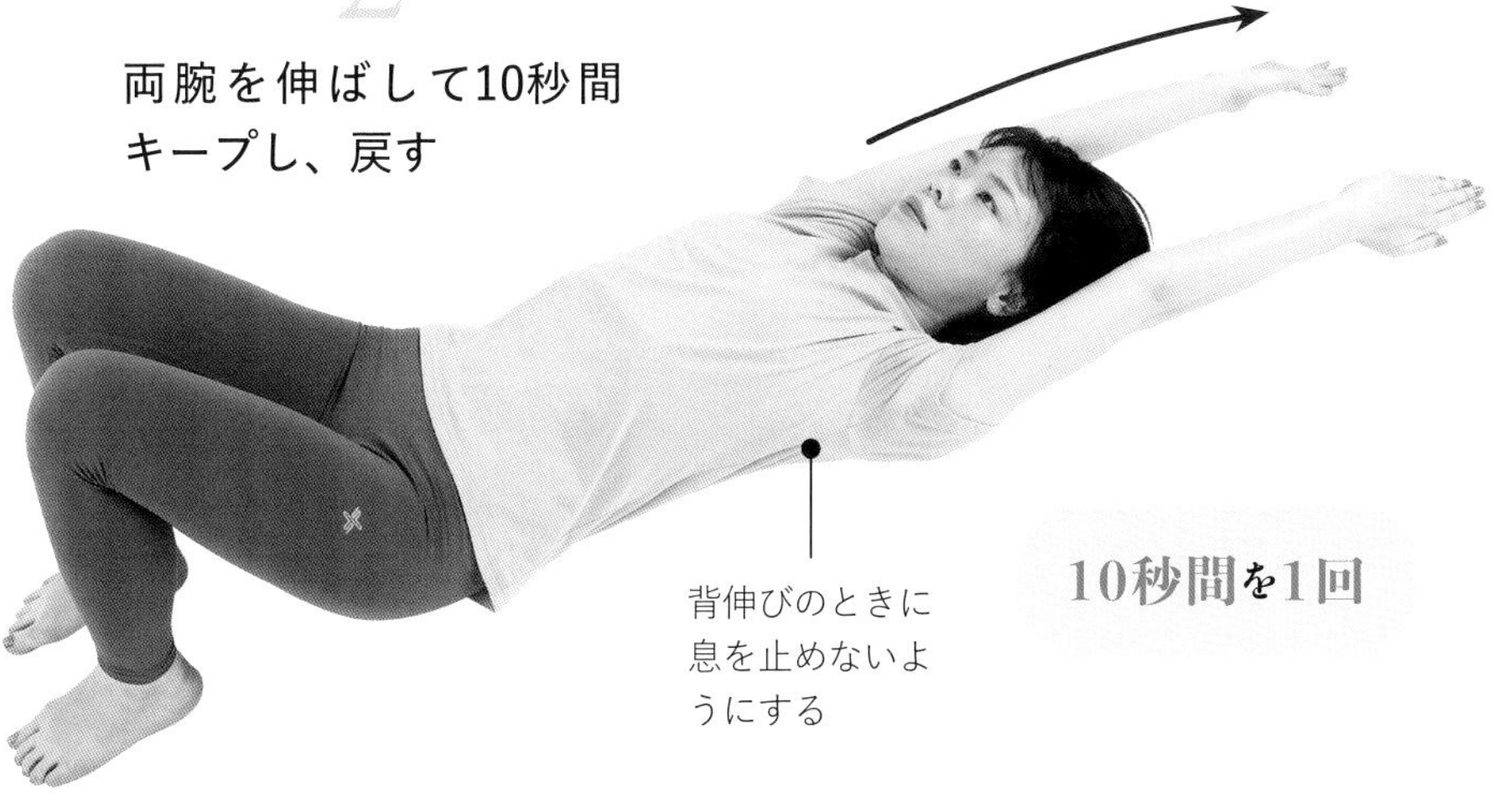

背伸びのときに息を止めないようにする

10秒間を1回

【3】
ひざ曲げ腕伸ばし

ポイント

リラックスできるように深く深呼吸しながら行なうと効果的。

ひざの痛みを即効で改善！
足首・ひざ・股関節の3か所への
マッサージ

日常生活でしゃがめない、スムーズに立ち上がれない、階段の上り下りが辛いなど、ひざの痛みで悩んでいる人は多いようです。中には手っ取り早く筋トレや注射で治そうとする人がいますが、一般人にとってはそれも困難。ではどうすればよいのかというと筋肉をゆるめることです。

ひざの痛みに悩む人が共通してゆるめるべきポイントは、足首周り・ひざ周り・股関節周りの3か所。この3つのポイントの周囲の筋肉は働き過ぎて硬くなっていることが多く、この〝カチカチ筋〟をいたわってあげるマッサージを行なうことで、痛みや変形を改善していくことができます。

足首・ひざ・股関節の周囲をほぐす

カチカチ筋を ゆるめるマッサージ

筋肉が硬くなると関節の動きが悪くなり、痛みや変形の悪化につながります。それを防ぐために、まずは共通してゆるめなければならないポイントがあります。

【1】足首ほぐし

1

床に座って、内くるぶしとひざの真ん中にあるくぼみを押して、痛みがあるポイントを見つける

ポイント

ひざの悪い人は押すと痛みがあるので、そこが押すポイントです。

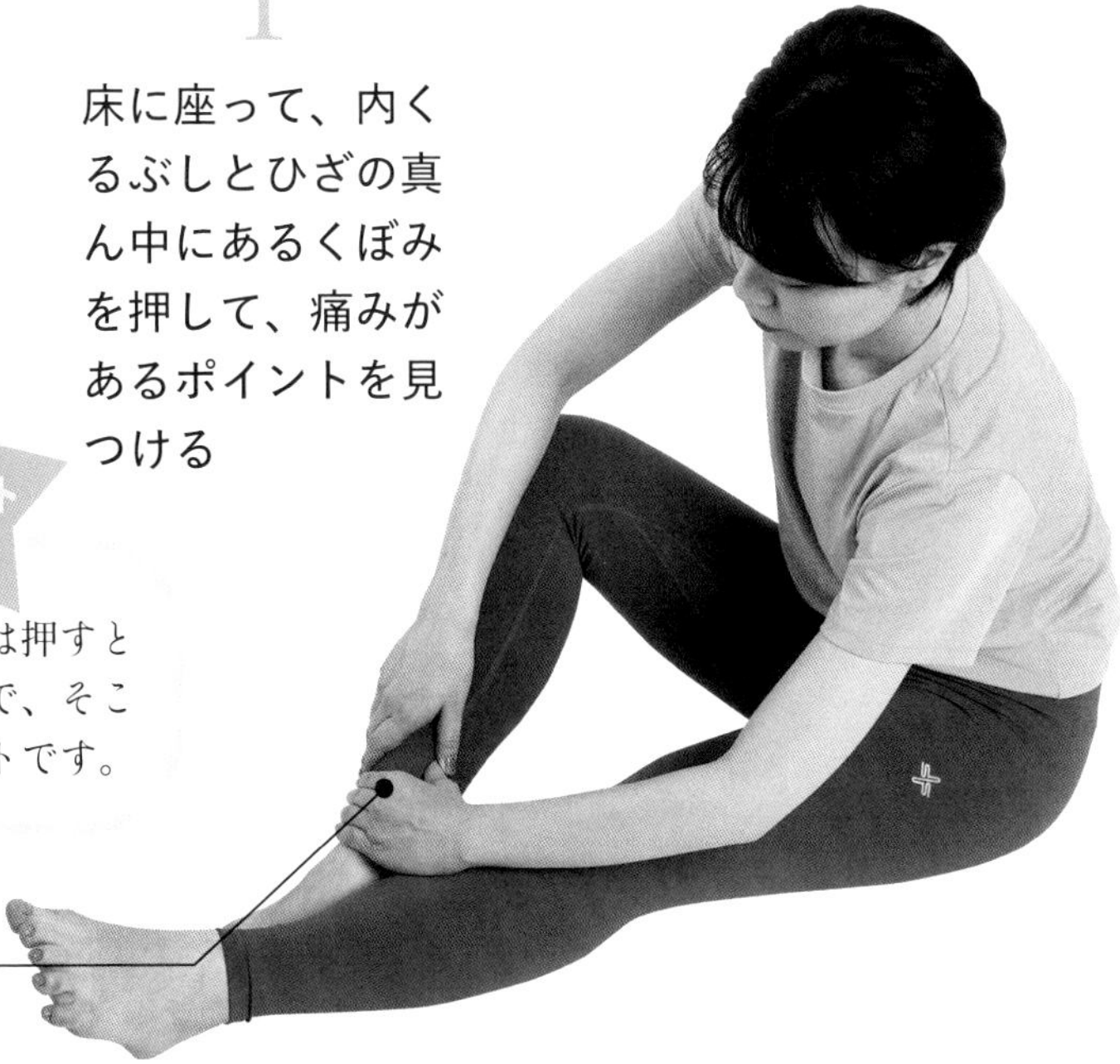

コリコリしたところが痛みのポイント

2

足側の手と下から反対の手でつかみながら、骨に沿ってマッサージする

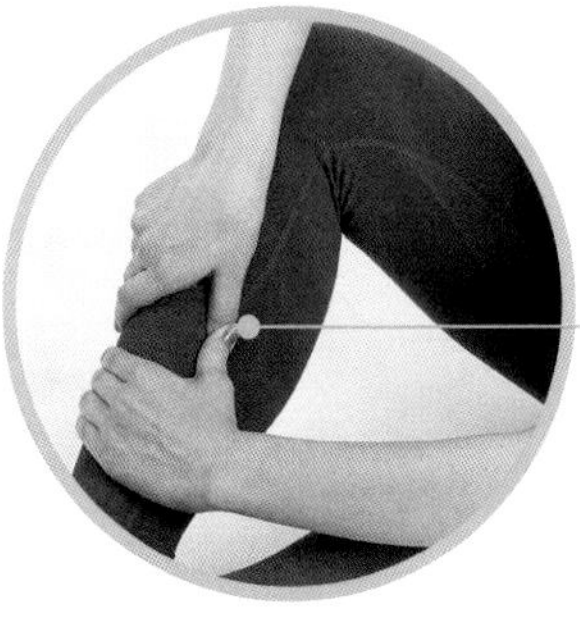

手の親指の面で軽く押してから左右にほぐすようにする

左右を30秒間

【2】ひざ上ほぐし

ポイント

ひざをほぐすためには周囲の筋肉をマッサージして柔らかくします。

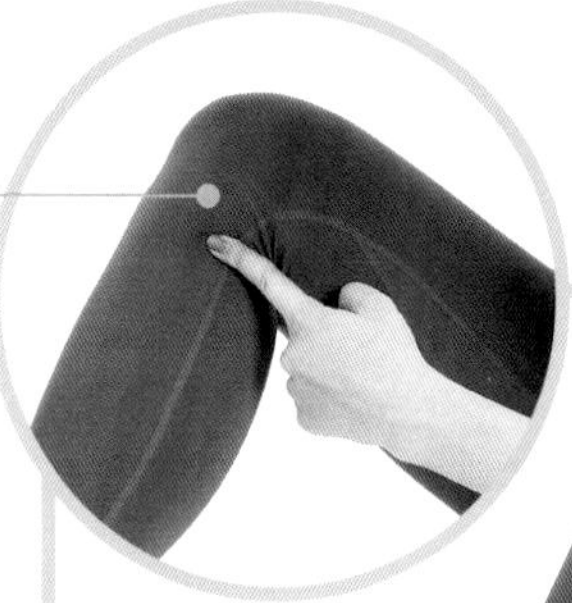

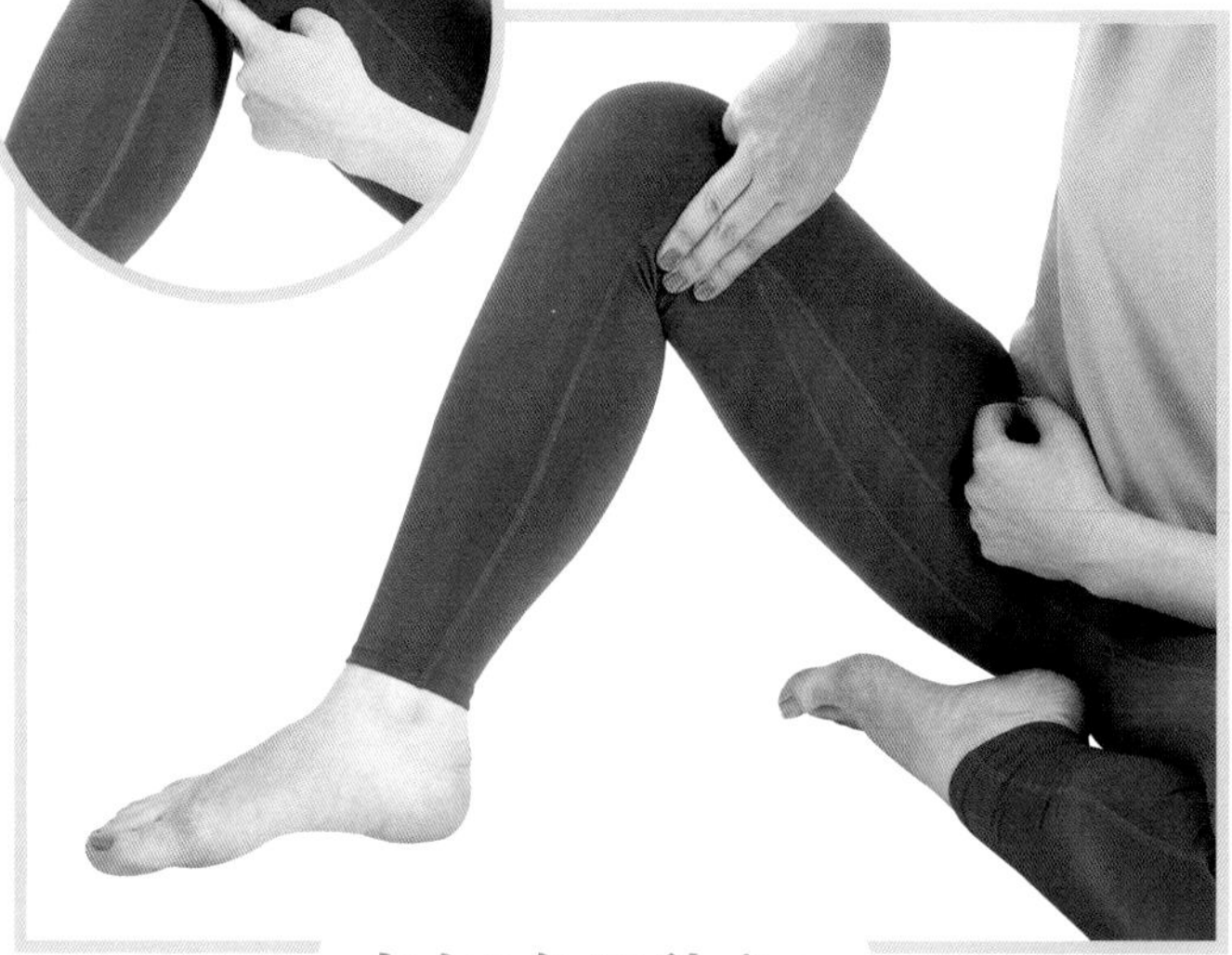

1

床に座って、ひざの皿の上部の骨の終わる部分の内側から指3本分上部を押して痛みのある箇所を見つける

左右を各30秒ずつ

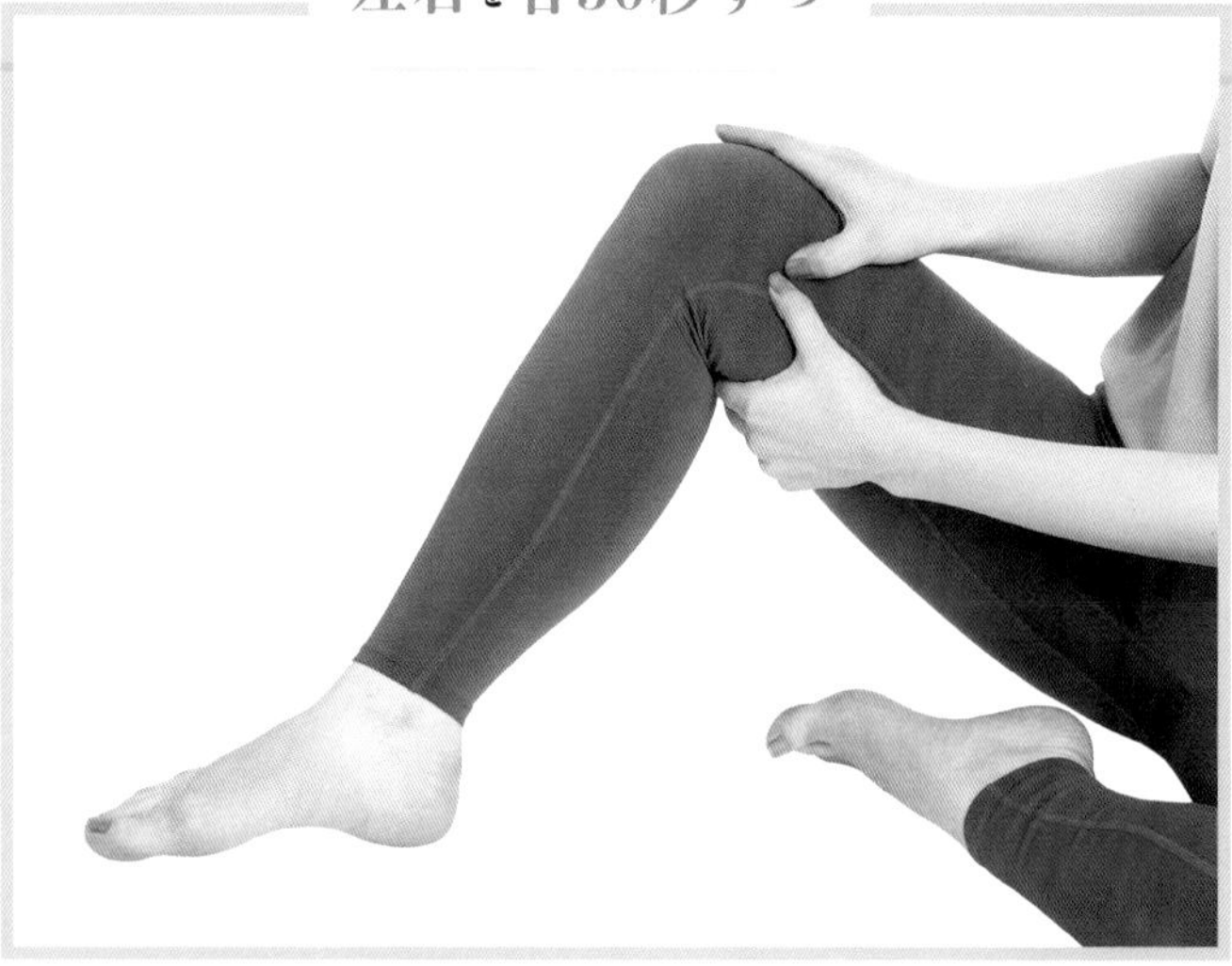

2

痛みのポイントを親指の面で、左右と上下にほぐすようにマッサージする

【3】
股関節
ほぐし

1 仰向けに寝てひざを曲げ、股関節の出っ張った部分の下を親指の面で左右にほぐすように揺らしてマッサージする

30秒間1セットで2セット

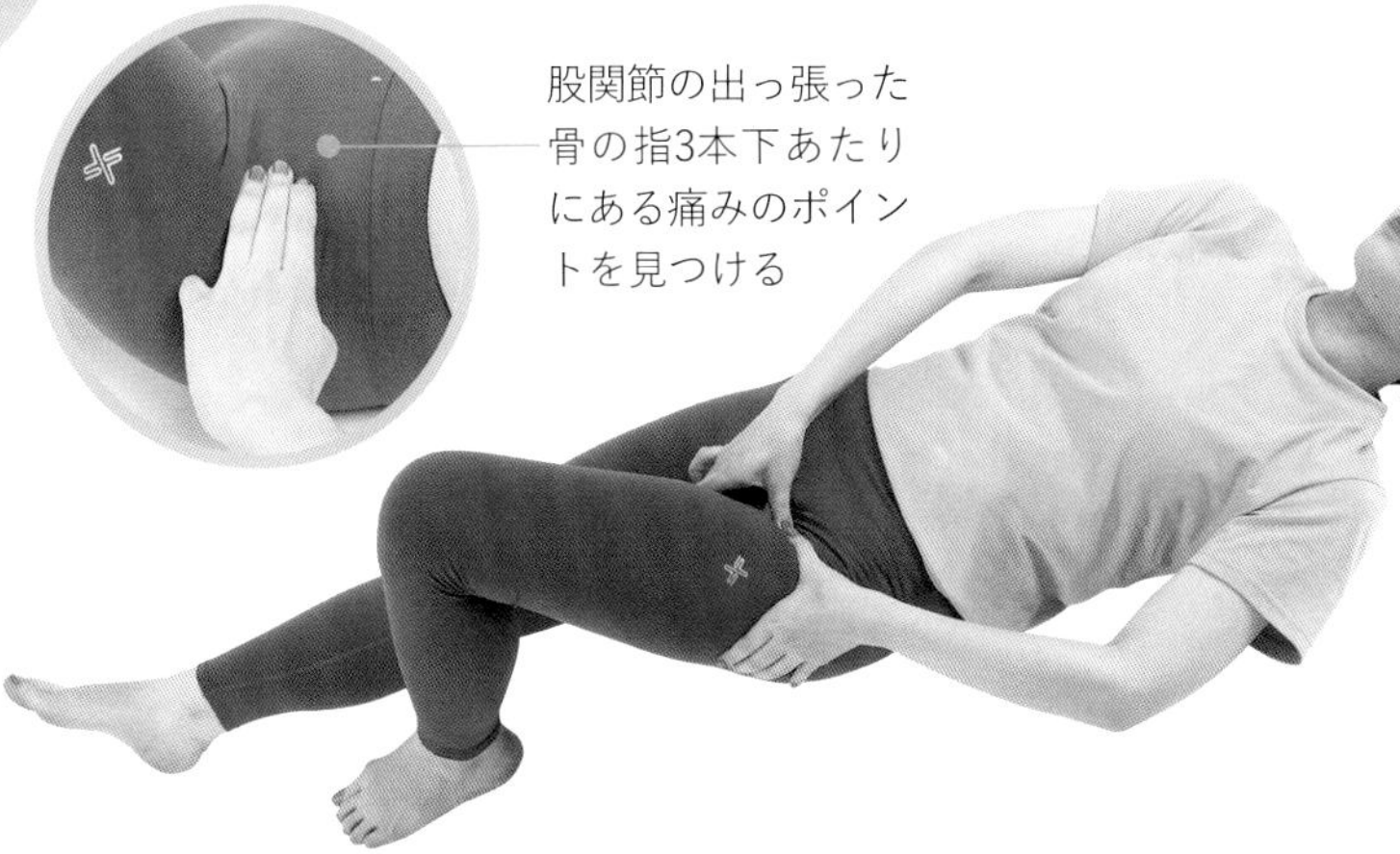

2 ひざを立て、股関節の出っ張った部分から指3本分内側（痛みのあるところ）を両手の指先で押さえ、ひざを左右に30秒間振る

30秒間1セットで2〜3セット

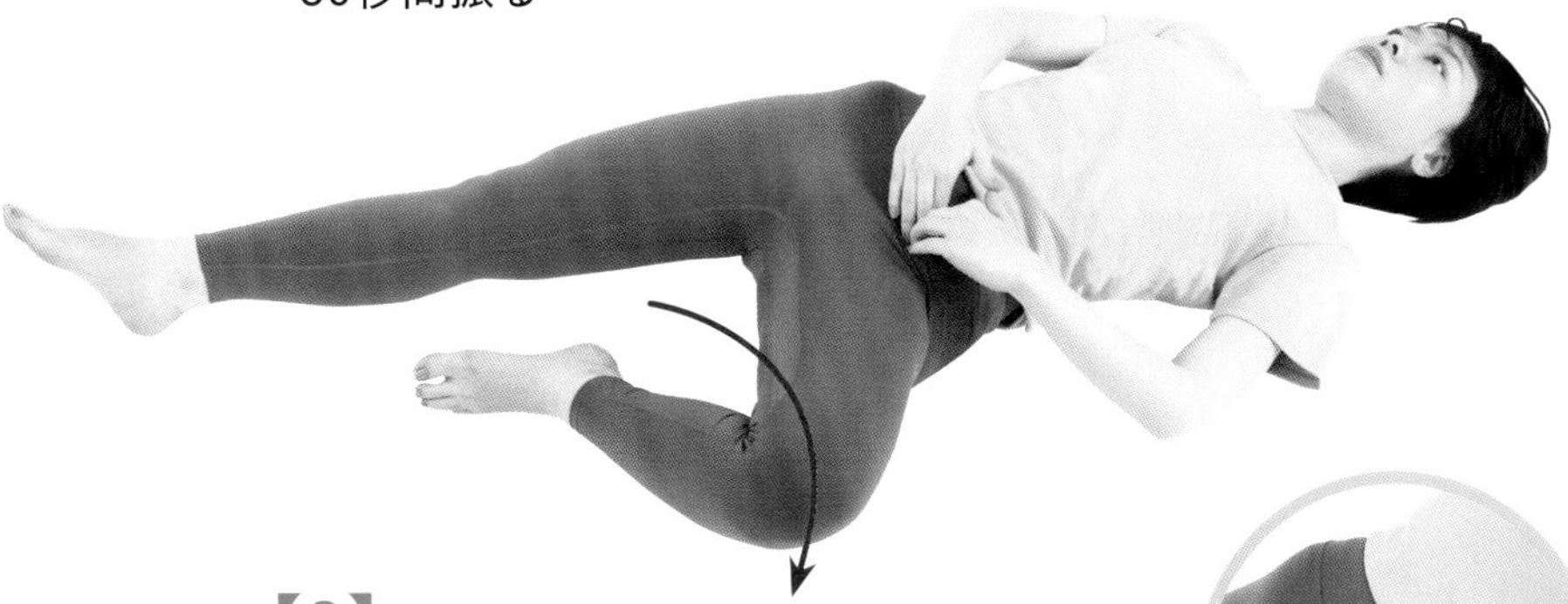

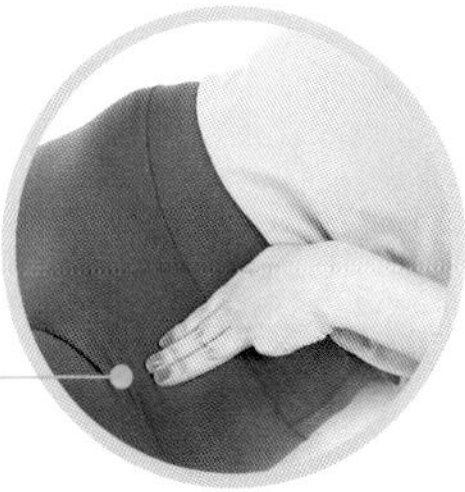

痛みのあるひざをいたわる2つの簡単ストレッチ

ひざ痛の人はたいてい、周囲の筋肉がガチガチに固まっています。まずは患部をマッサージしてほぐしたり温めたりして柔らかくし、ケアしてあげましょう。74〜77ページの〝カチカチ筋〟をマッサージしてゆるめたら、次にストレッチへと移行します。

なお、立って行なうと重力でひざに負担がかかってしまうので、横向きや仰向けになり、体になるべく負荷をかけない体勢で無理なく行ないます。

そして気を付けてほしいのは、まずは負荷の少ない運動から始めて、徐々に負荷の大きい運動へ移行すること。いきなり負荷の大きい運動をしてひざの痛みを悪化させてしまうと、治療が困難になります。

寝ながらやるのが効果的

負担ゼロ ひざストレッチ

重力のかかる立った状態ではなく、横向きに寝た状態のストレッチが一番ひざに負担がかかりません。

【1】負担ゼロストレッチ
大腿四頭筋《だいたいしとうきん》

1

ストレッチを行なうひざを上にして、横向きに寝る

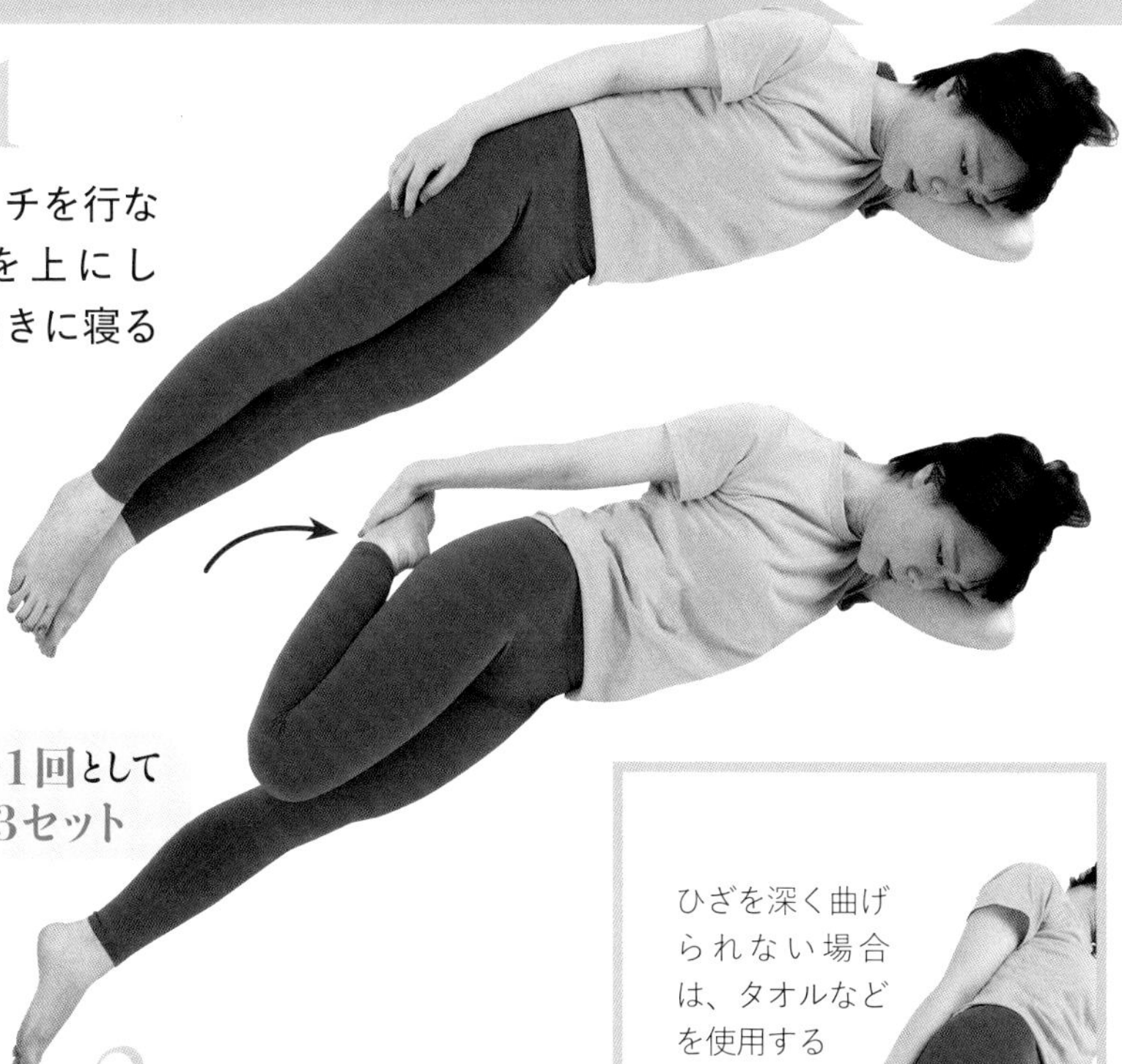

左右を1回として 2～3セット

2

ひざを後ろに曲げ、足の甲を手でつかむようにして引っ張りながら、痛くて気持ちよいポイントで止めて20 ～ 30秒間キープし、戻す

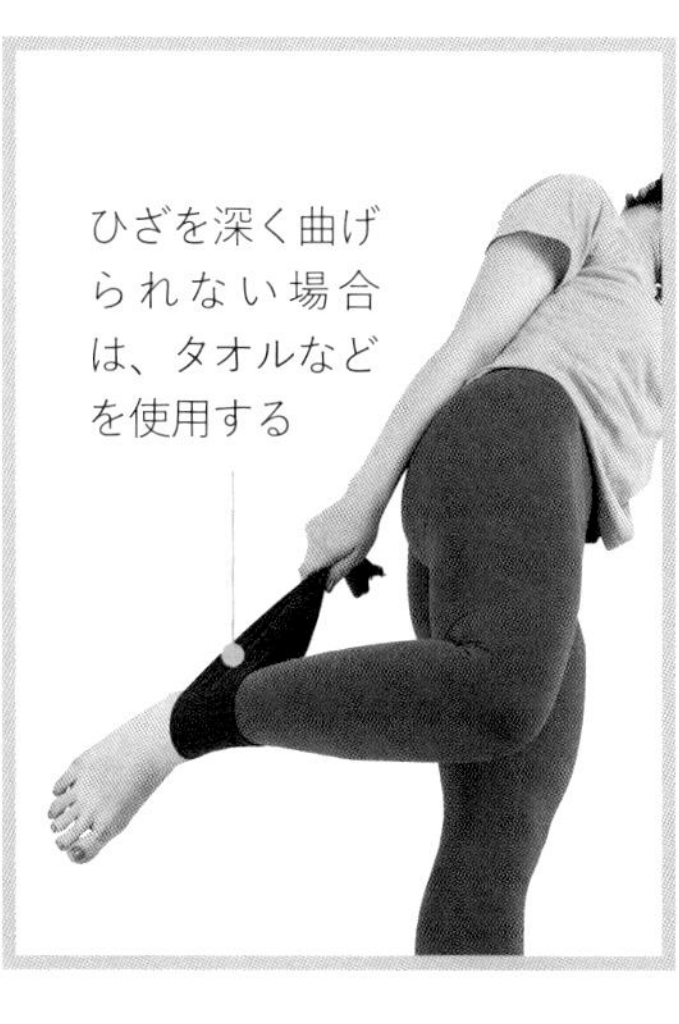

【2】

負担ゼロストレッチ

腸脛靭帯《ちょうけいじんたい》

1

仰向けにひざを立てて寝る。手は横に置く

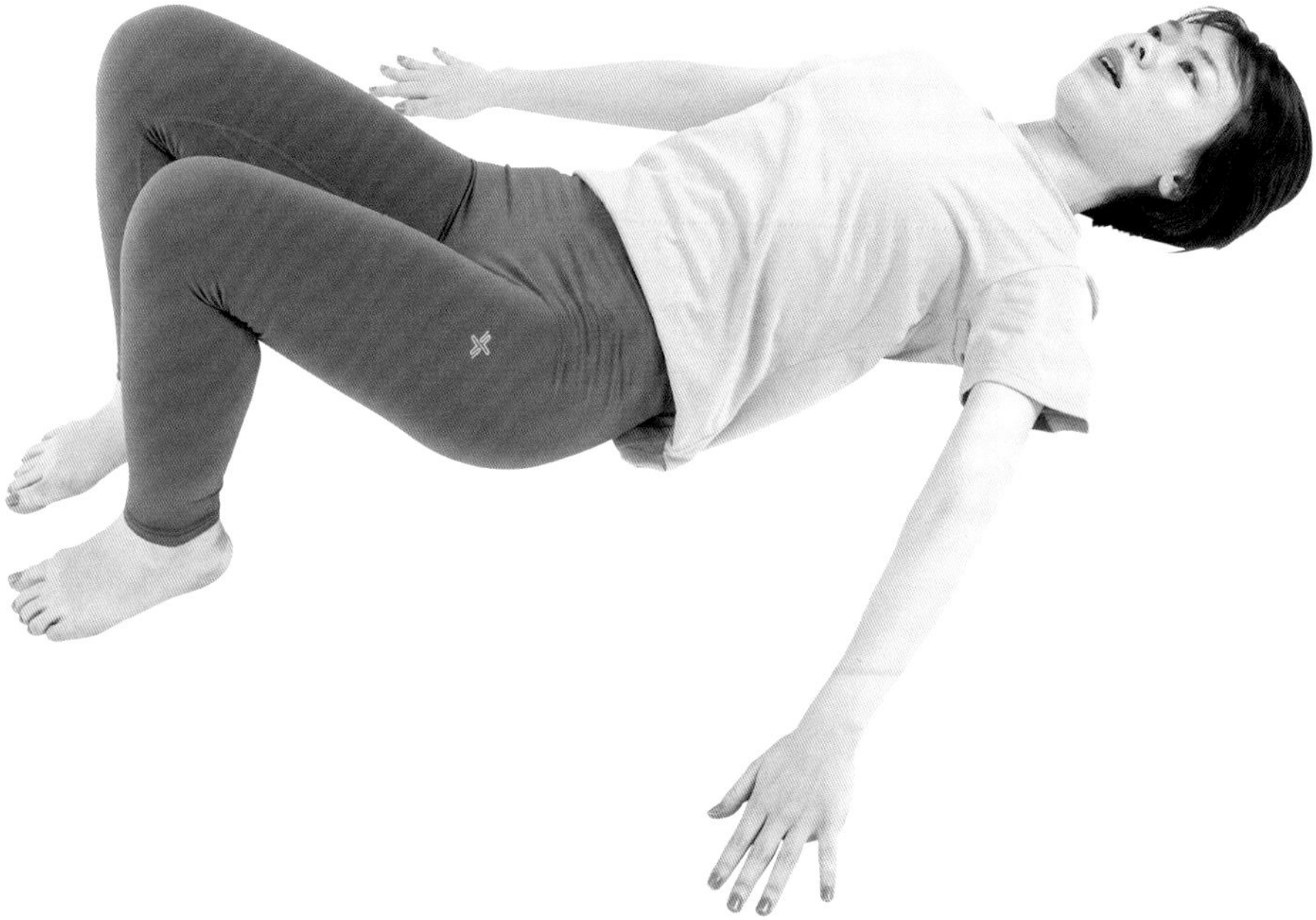

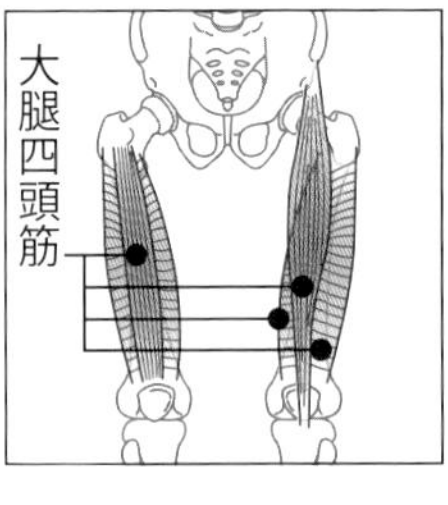

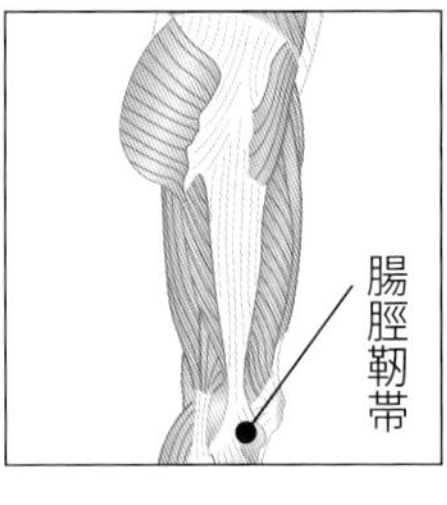

【大腿四頭筋と腸脛靭帯】

大腿四頭筋は大腿の前面にある大きな筋肉で、脚を伸ばしたり股関節を曲げたりする働きをする、最も大きく面積が広い筋肉です。

腸脛靭帯は股関節の外側の大転子からひざの横側の腓骨まで伸びる大きな靭帯で、下半身を支える働きがあります。

2

痛みのあるひざを内側に倒していき、横の靭帯の伸びを感じながら20秒間キープして戻す

倒すひざと反対側の足首をひざの上にかけて、押すようにしながら倒す

顔はひざと反対側に向ける

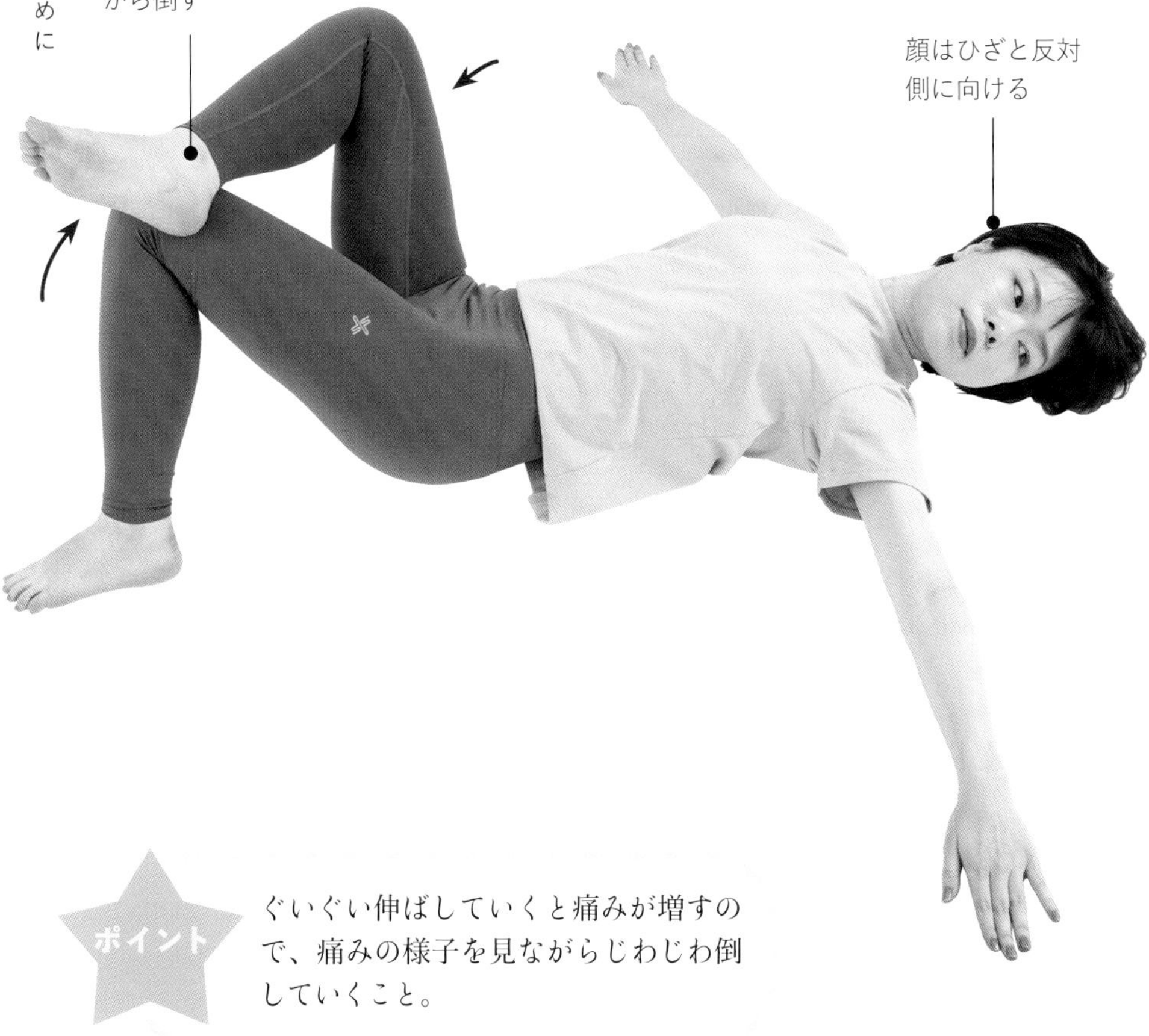

ポイント ぐいぐい伸ばしていくと痛みが増すので、痛みの様子を見ながらじわじわ倒していくこと。

1回20秒間

寝たきりにならないために鍛えておくべき7つの筋肉

寝たきりのリスクを減らすために、多くの人がいろいろな運動や筋トレを行なっていますが、正しいやり方で継続して行なわないと効果は期待できません。特に、どの筋肉にどの程度の負荷をかけて鍛えておけばよいかを理解せずに筋トレをして、かえって悪影響を受けている人も多いようです。

担当機能ではない部位を間違ったやり方で鍛えると、関節を痛めたり変形したりするリスクも増えてしまいます。ここでは、そうならないように、鍛えておくべき筋肉を7つピックアップして、各筋肉への具体的な鍛え方を解説していきます。

■鍛えておくべき7つの筋肉

腸腰筋《ちょうようきん》（P85 ～）

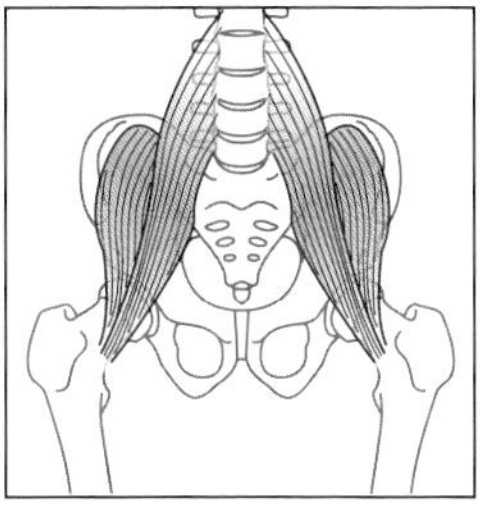

内側広筋《ないそくこうきん》（P91 ～）

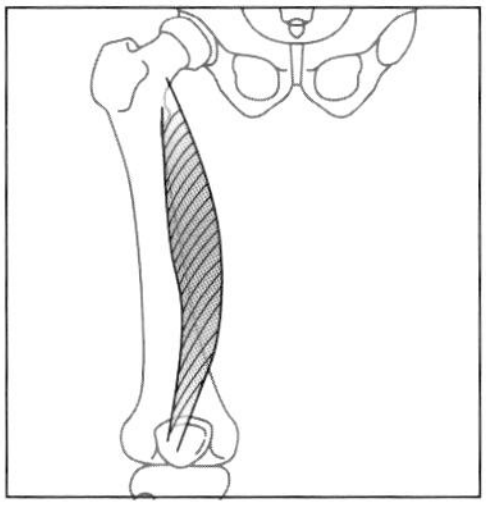

半腱様筋《はんけんようきん》（P94 ～）

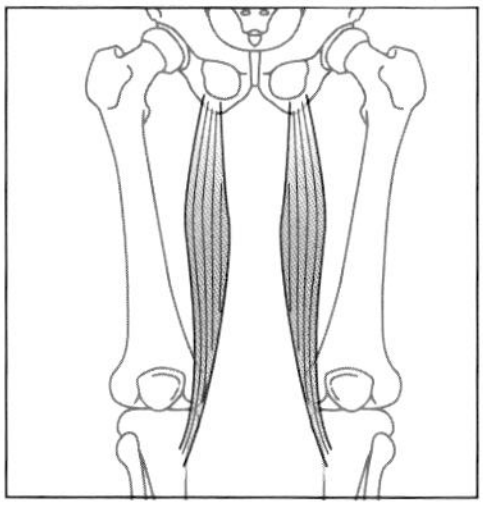

腓《ひ》腹筋《ふくきん》（P96 ～）

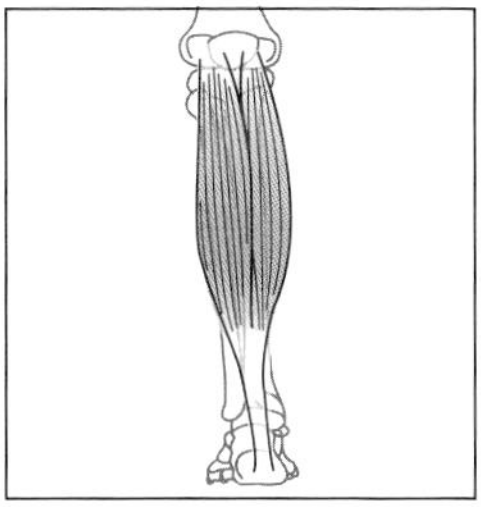

内転筋《ないてんきん》（P98 ～）

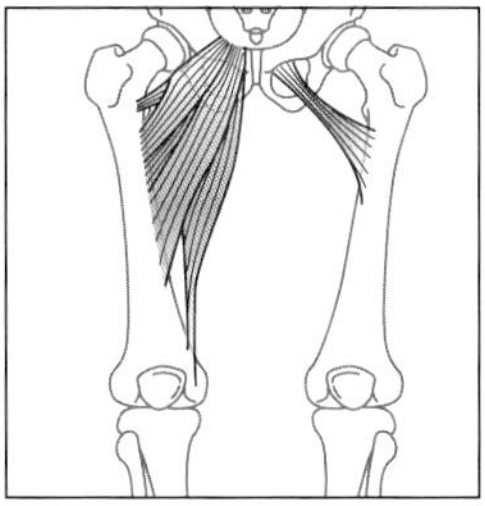

腹横筋《ふくおうきん》（P100 ～）

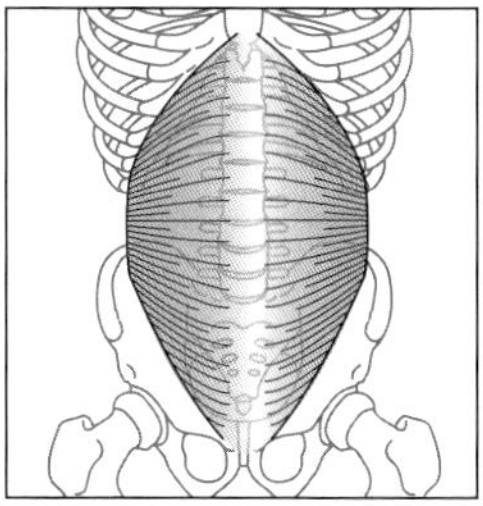

大殿筋《だいでんきん》（P102 ～）

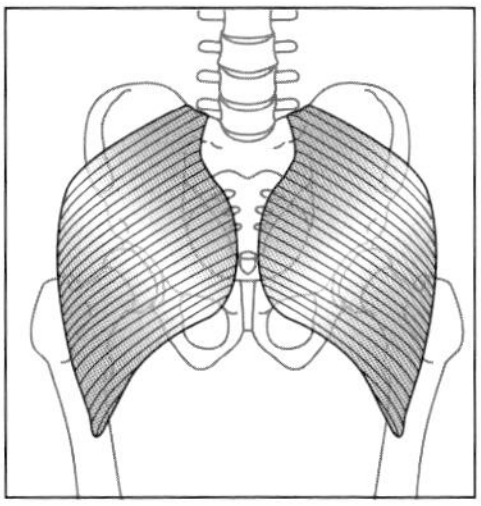

ポイント

各ページのトレーニングを行なう際には、どの部位を鍛えているのかをきちんと把握したうえで、その部位に働きかけていることを意識しながらトレーニングしてください。

下半身を支える「腸腰筋」を鍛えて転倒のリスクを軽減する

最初は腸腰筋《ちょうようきん》です。体の中にはいろいろな筋肉がありますが、各動作によって筋肉の働きも異なります。

寝たきりリスク解消のためには、下半身を支える重要な筋肉「腸腰筋」を鍛えることが大切です。体全体をしっかりと安定させて、つまずいたり転倒したりするリスクを減らせます。

ここでは、「腸腰筋」を効果的に鍛えるためにできる、簡単な４つのトレーニングを紹介します。

鍛えなければいけない筋肉をしっかり理解して、余分な動作をせずにピンポイントで鍛えることが大事です。

一生スイスイ歩くための7つの筋肉❶

腸《ちょう》腰《よう》筋《きん》トレーニング

下半身のバランスを取っている「腸腰筋」は、
衰えるとつまずいたり転倒したりするリスクが高くなります。
それを防ぐためのエクササイズをご紹介しますが、
痛みのひどい人は【1】～【4】の中からやりやすいものを選んで実践しましょう。

【1】イスに座って筋トレ

左右10回を1セットとして2セットずつ

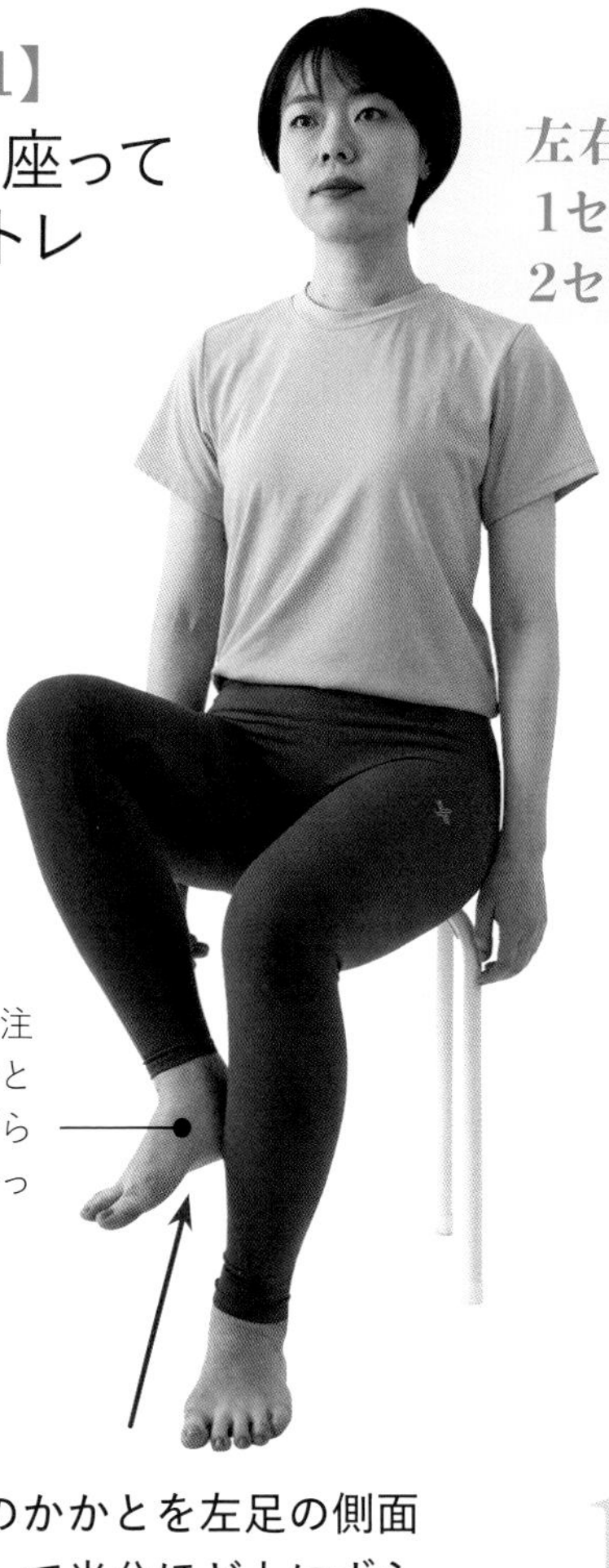

骨盤の位置に注意して、かかとを意識しながら足の側面に沿って上げる

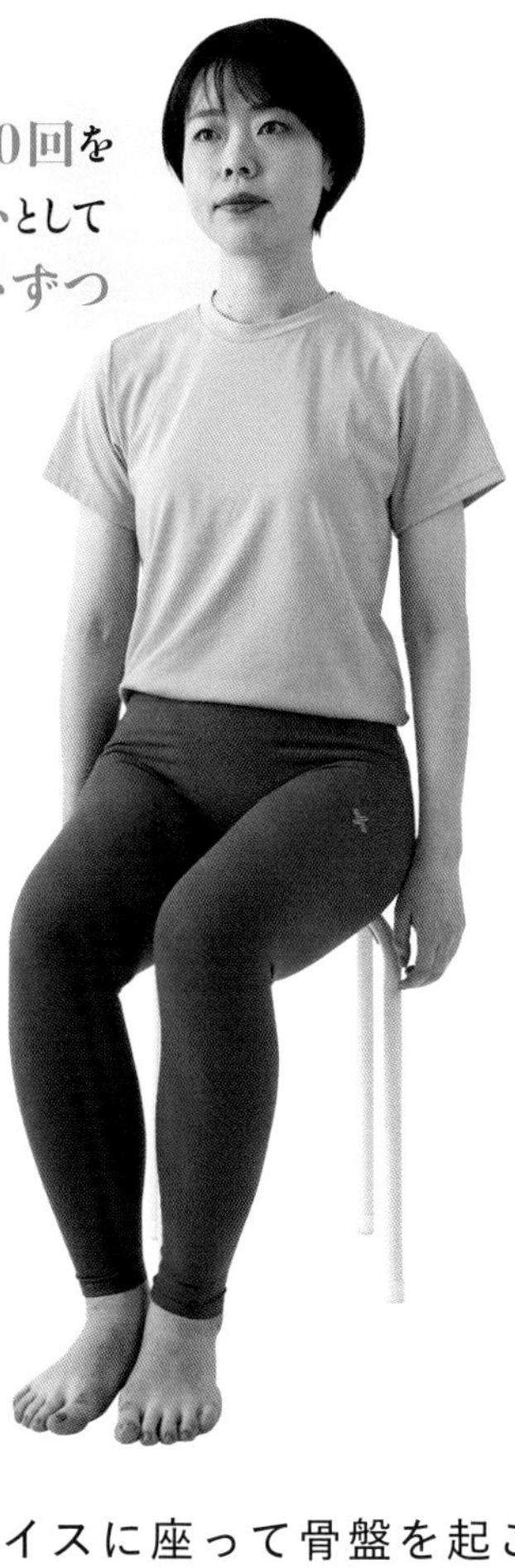

2 右足のかかとを左足の側面に沿って半分ほど上にずらし、降ろす

1 イスに座って骨盤を起こし、足を床面につける

【2】寝て筋トレ ❶

ポイント 寝ながら行なうことで、負担を少なくして腸腰筋を鍛えることができます。

1 仰向けに寝て足をまっすぐに伸ばす

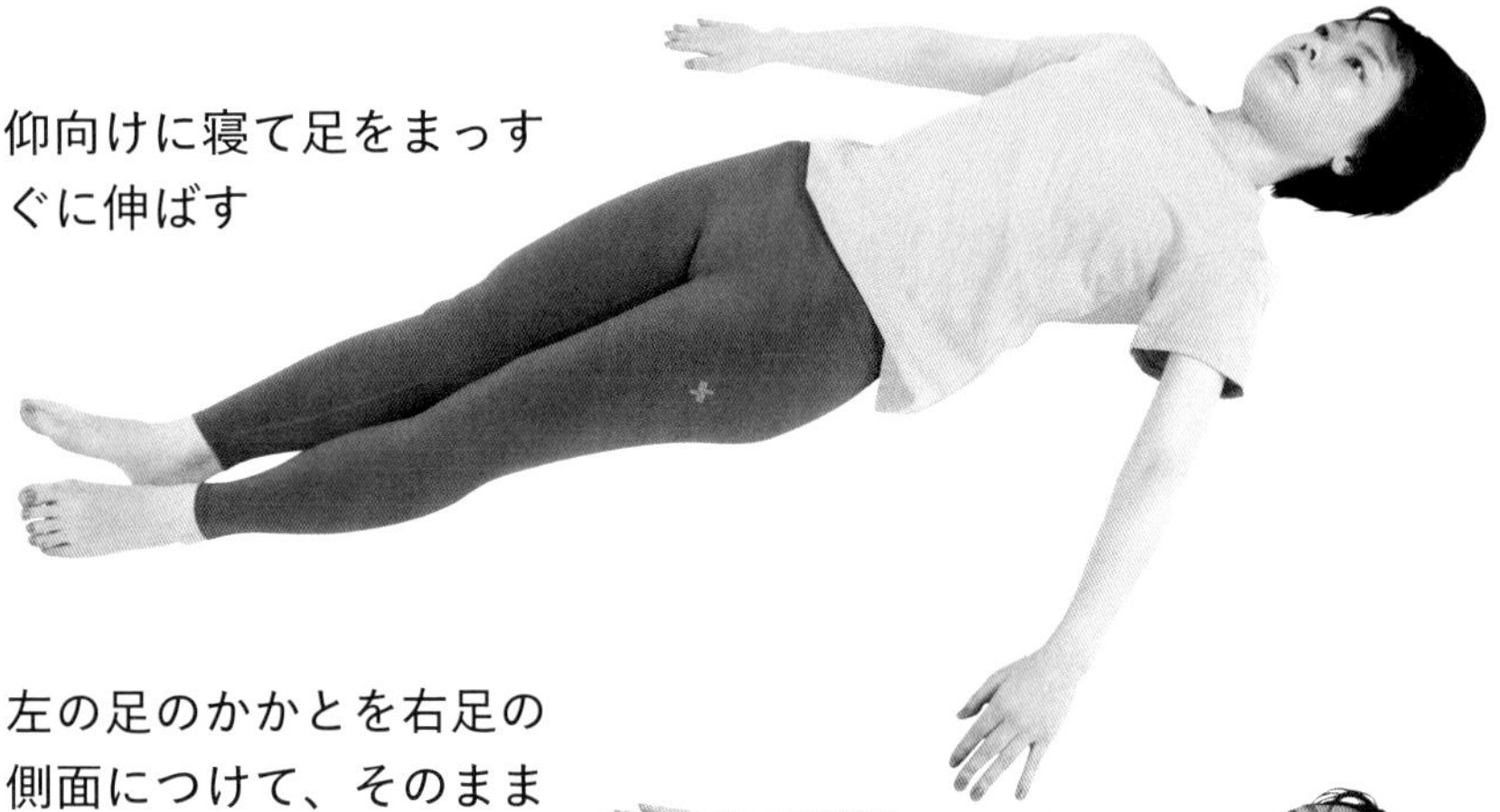

2 左の足のかかとを右足の側面につけて、そのまま半分ほど上にずらして戻す

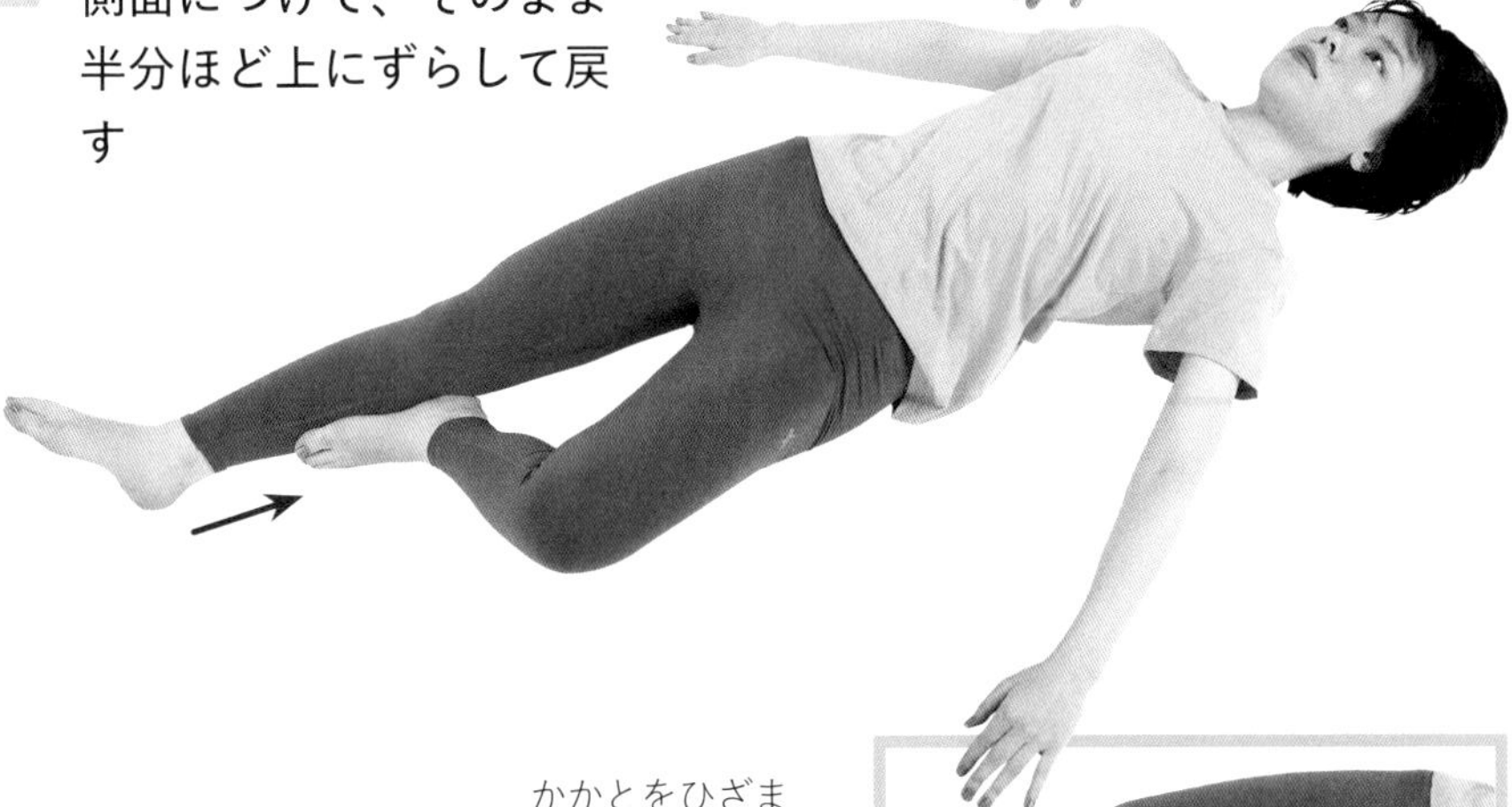

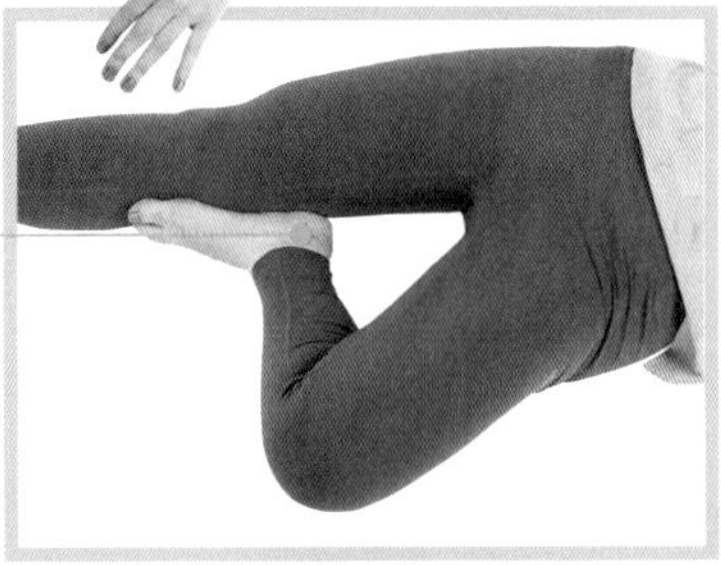

かかとをひざまで上げると、腸腰筋だけでなく太ももの筋肉まで使ってしまうので注意

左右10回を1セットとして2セット

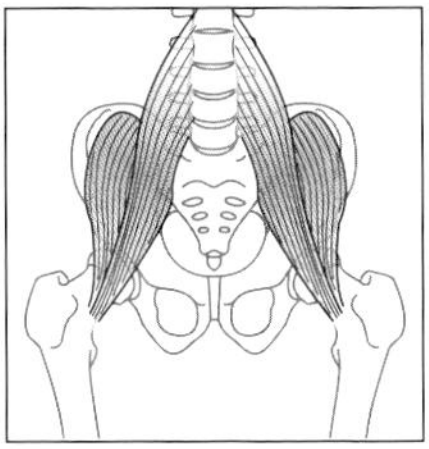

【腸腰筋】
腸腰筋は背骨の横の左右から足の股関節にかけてつながる筋肉で体バランスをとる働きをしていますが、ゆるむと全体が安定せずにグラついてしまいます。また、長時間座っているとこの筋肉がゆるみ支える機能が衰えて、腰痛やひざ痛、首コリや肩コリが発生します。

1 仰向けになりひざを立てる

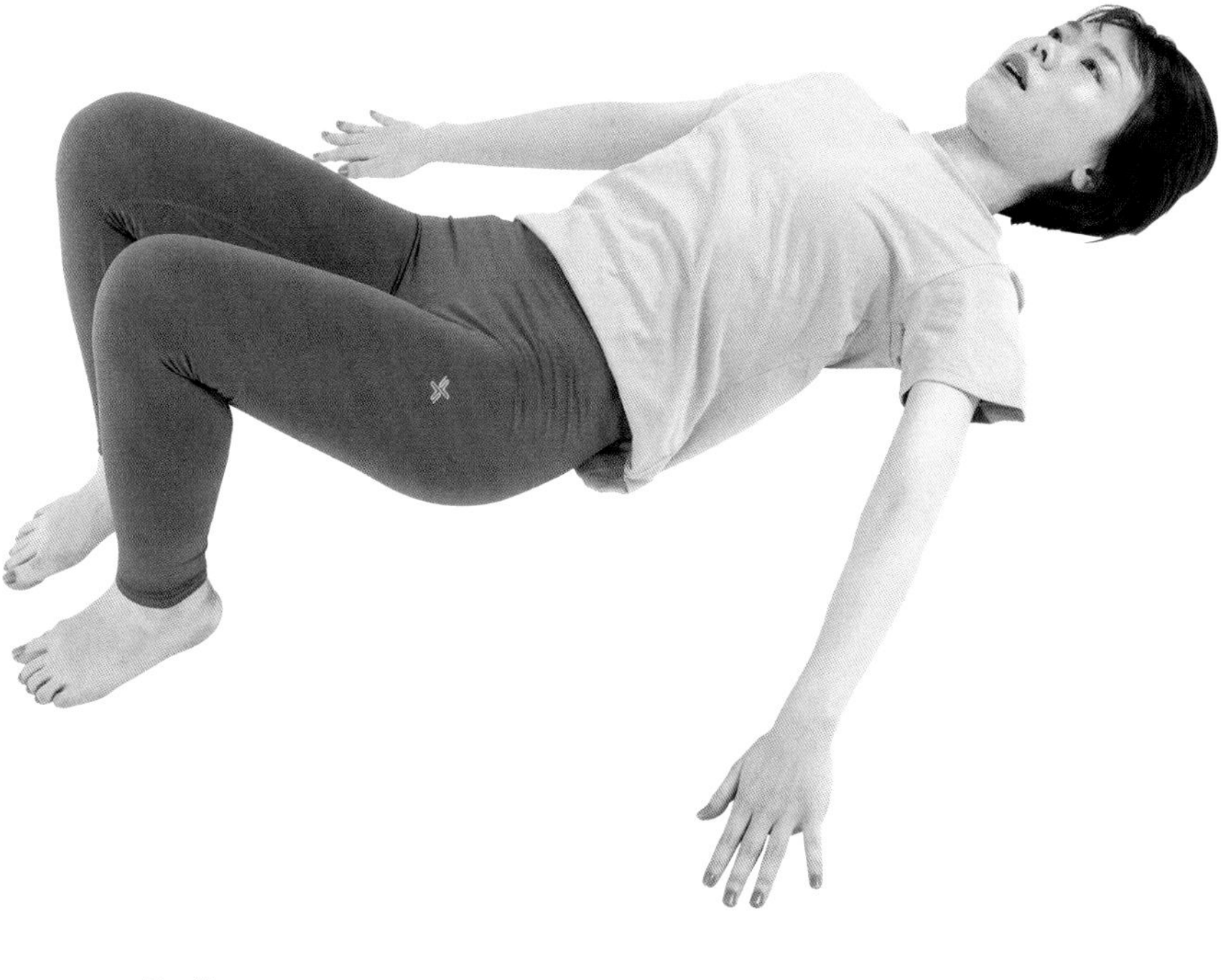

【3】寝て筋トレ ❷

ポイント

高く上げ過ぎると太ももの筋肉を使ってしまうので、上げ方をゆっくり小さくすること。

2

片足をゆっくり小さく上げて５秒間キープする

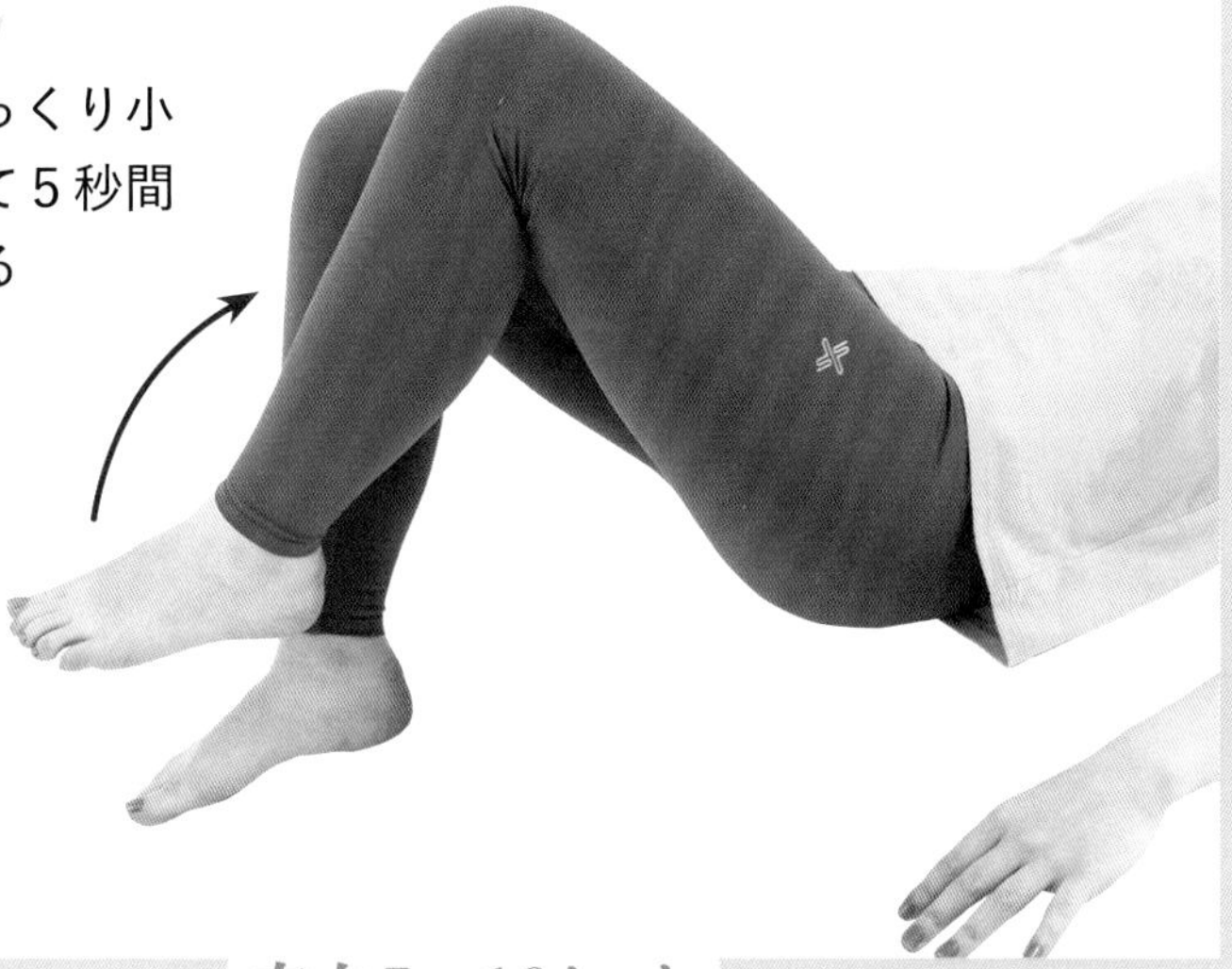

左右5～10セット

3

ゆっくり降ろす

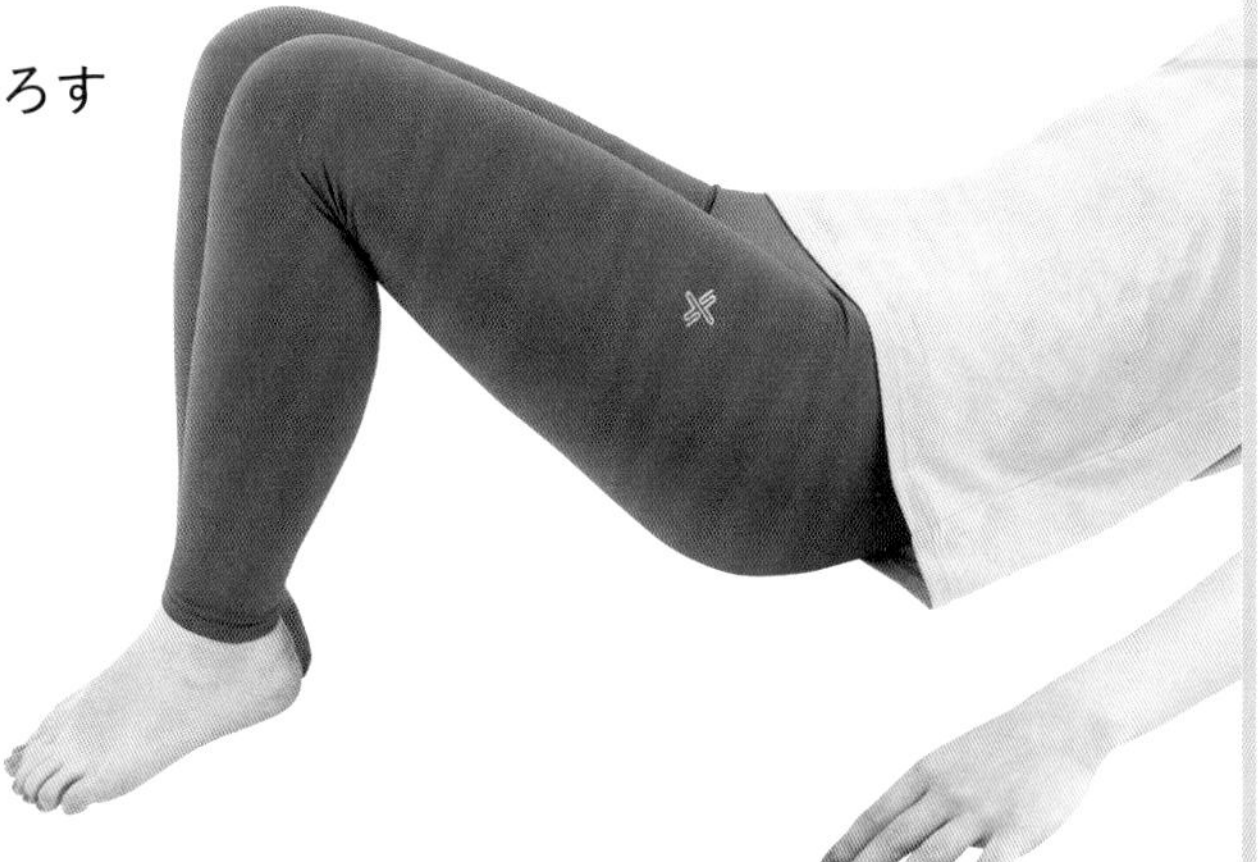

【4】
立って筋トレ

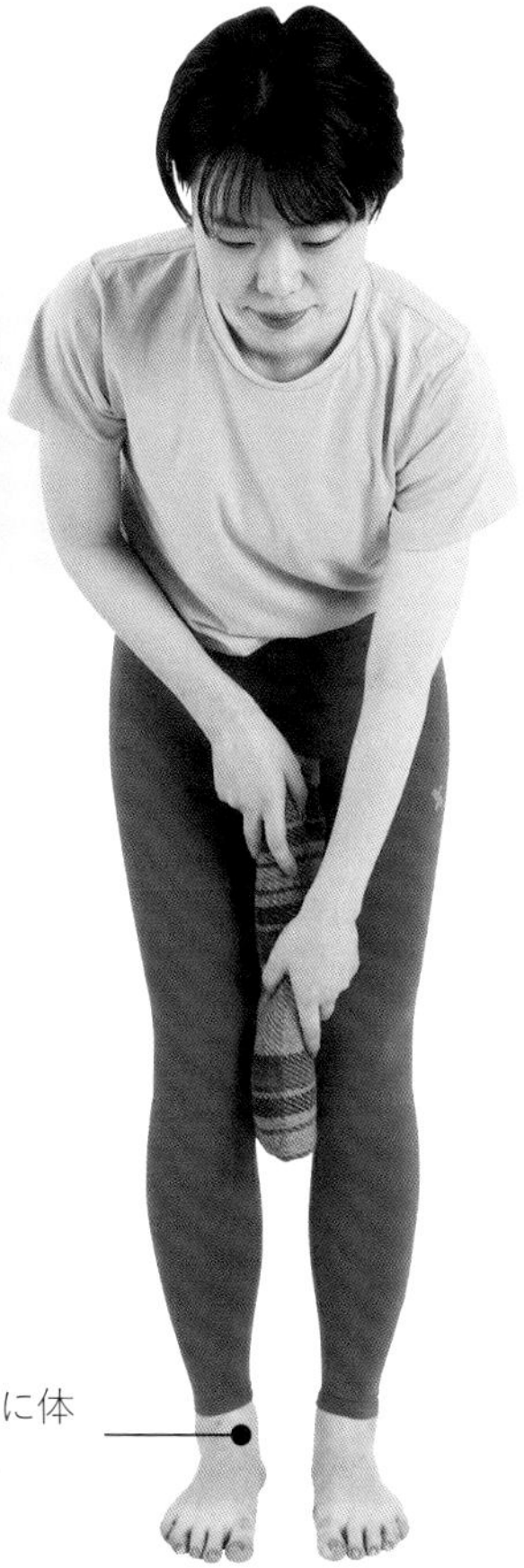

1 丸めたタオルを縦にして足の内側に挟んで立つ

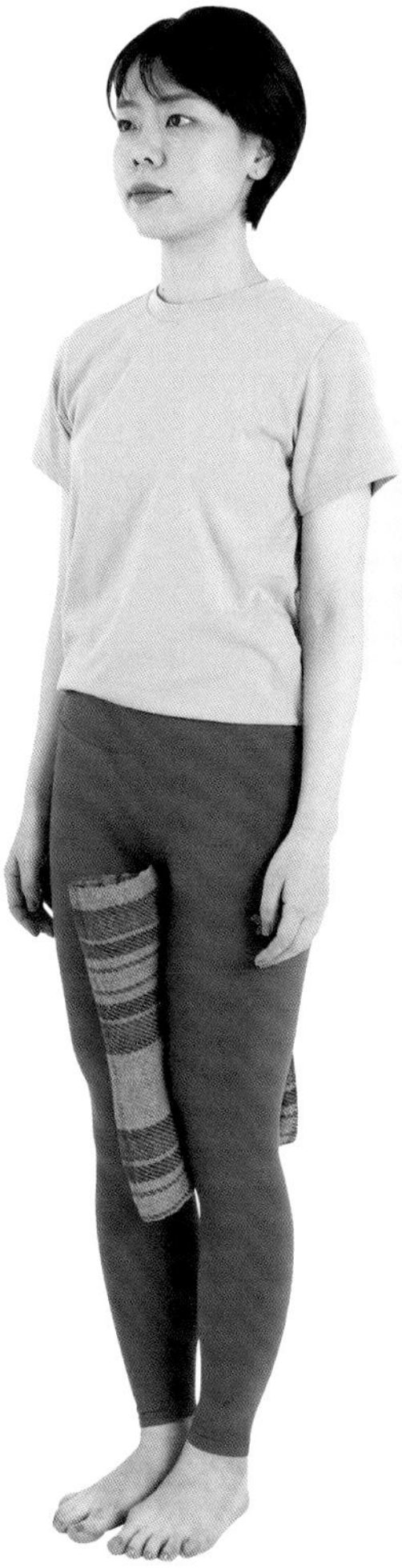

2 足の親指の内側に体重をかけるイメージで30秒間キープしてゆるめる

30秒間キープを2〜3セット

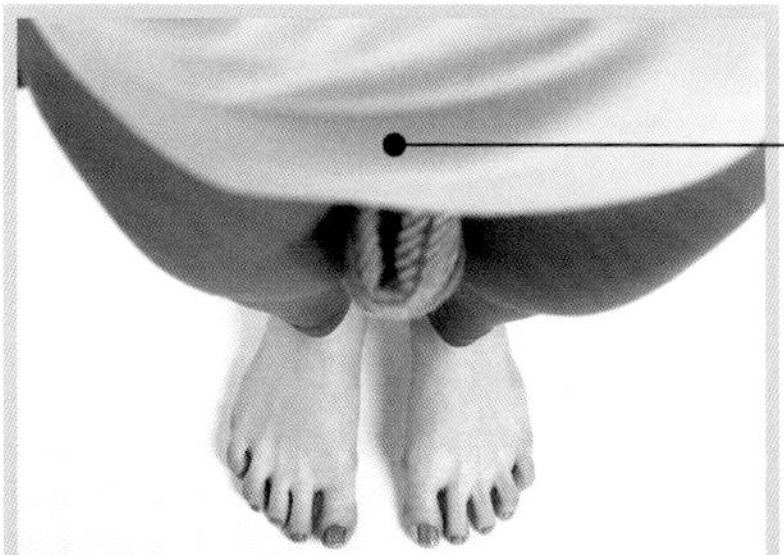

ひざ痛や軟骨のすり減りを防ぐピンポイント筋肉トレーニング

ひざの痛みや軟骨のすり減りを防ぐためには、足の筋肉全体を筋トレなどで強くするのがよいと考えている人が多いのですが、それは勘違いです。やみくもに足全体の筋肉を鍛えると、ひざの関節への負担が大きくなり痛みや変形が悪化して逆効果になるのです。

では、ひざ痛や軟骨のすり減りを防止するにはどうすればよいのかというと、ひざに負担がかかる筋肉と、逆に柔らかくしなければならない筋肉とを区別して、適切な筋肉だけをピンポイントで鍛えればよいのです。その筋肉が「内側広筋《ないそくこうきん》」。ここをピンポイントで鍛えるための２つの簡単メソッドをご紹介しましょう。

一生スイスイ歩くための7つの筋肉❷

内《ない》側《そく》広《こう》筋《きん》トレーニング

**まずは、適切な筋肉「内側広筋」を集中して鍛えます。
内側広筋を鍛えるには、筋肉の通る方向と同じ向きに足を開き、
筋トレを行ないます。**

ポイント

足の位置によって鍛えられる筋肉が異なるので、ピンポイントで内側広筋に響く向きや角度を探すこと。

【1】
寝て筋トレ

1

仰向けに寝て片方のひざを立て、一方の足を外に斜め45度くらいに広げる

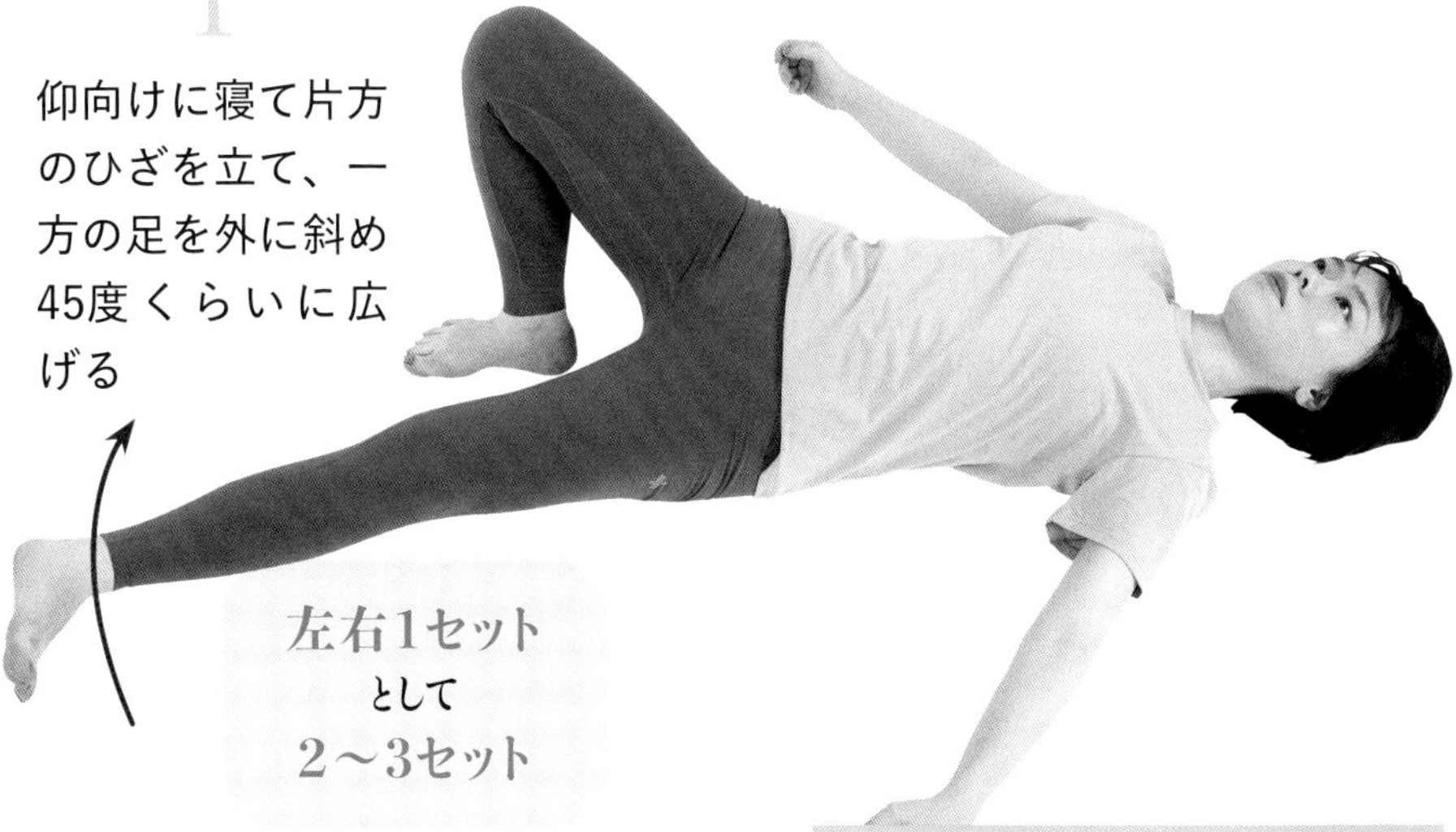

**左右1セット
として
2〜3セット**

2

指先を上に向けて足を床から5〜10センチ上げ、10秒間キープする

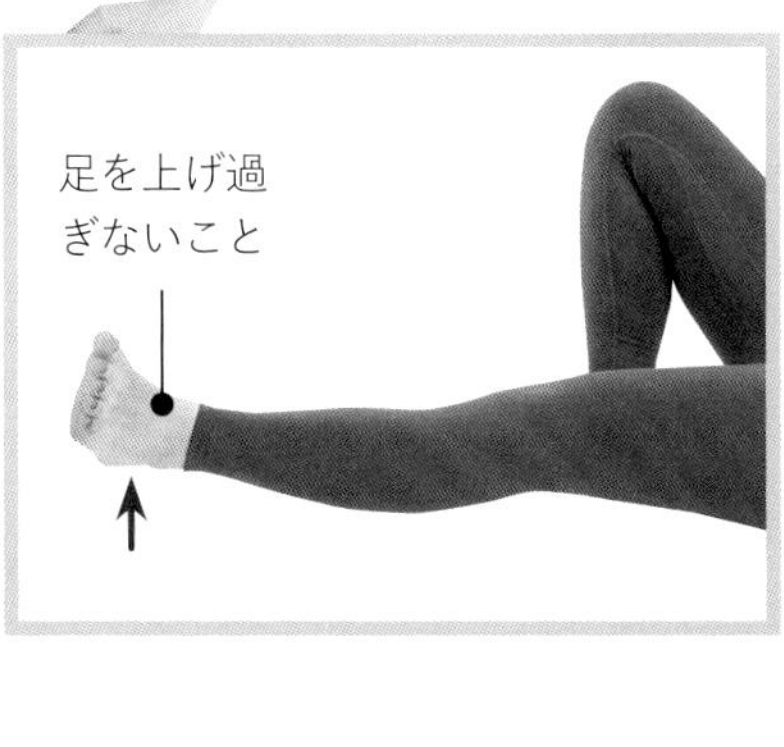

【2】
イスに座って筋トレ

1

イスに座って足を下につけ、つま先を45度くらいに広げる

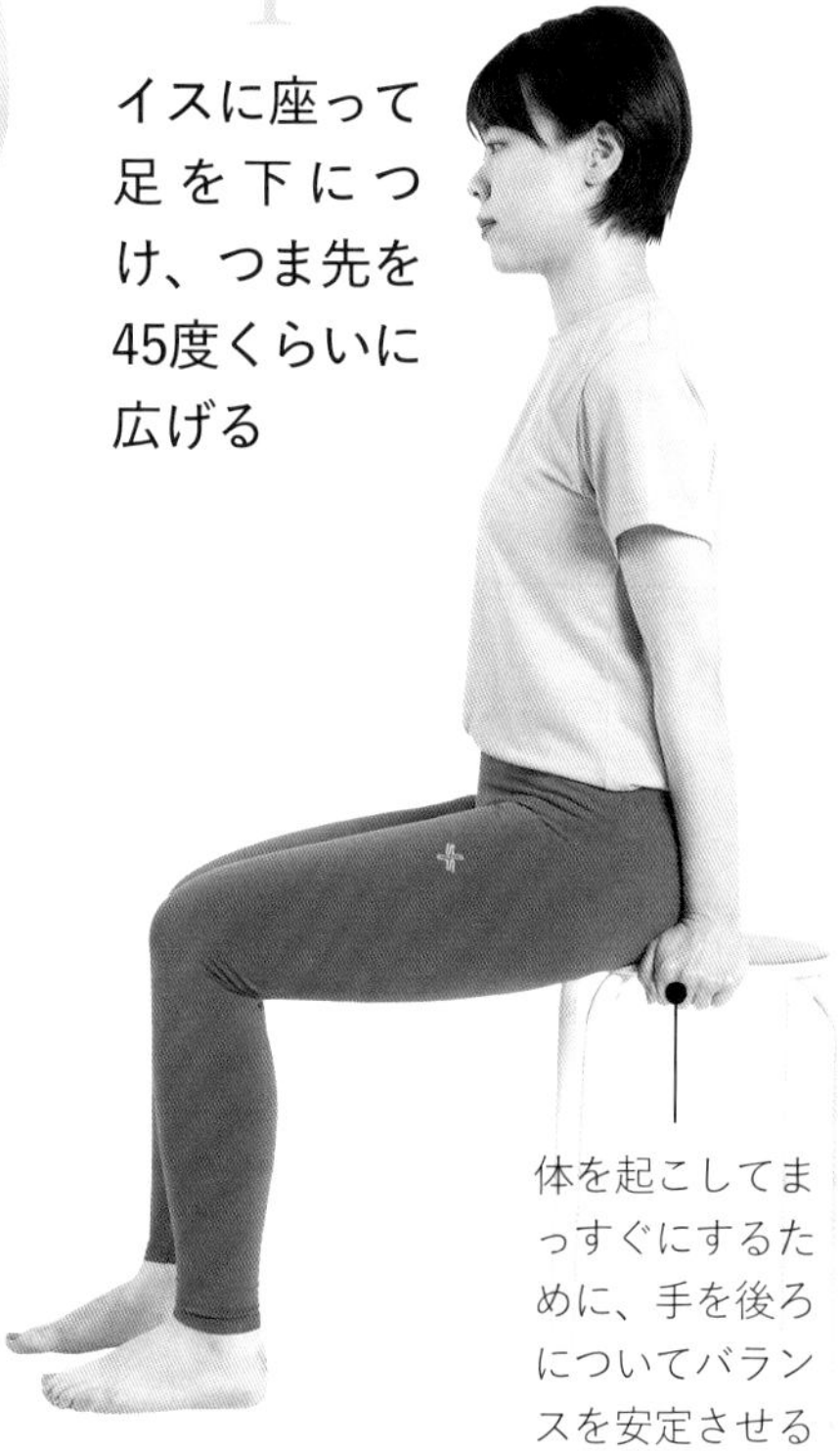

体を起こしてまっすぐにするために、手を後ろについてバランスを安定させる

2

指先を外に向けながら足を上げ、10秒間キープして降ろす

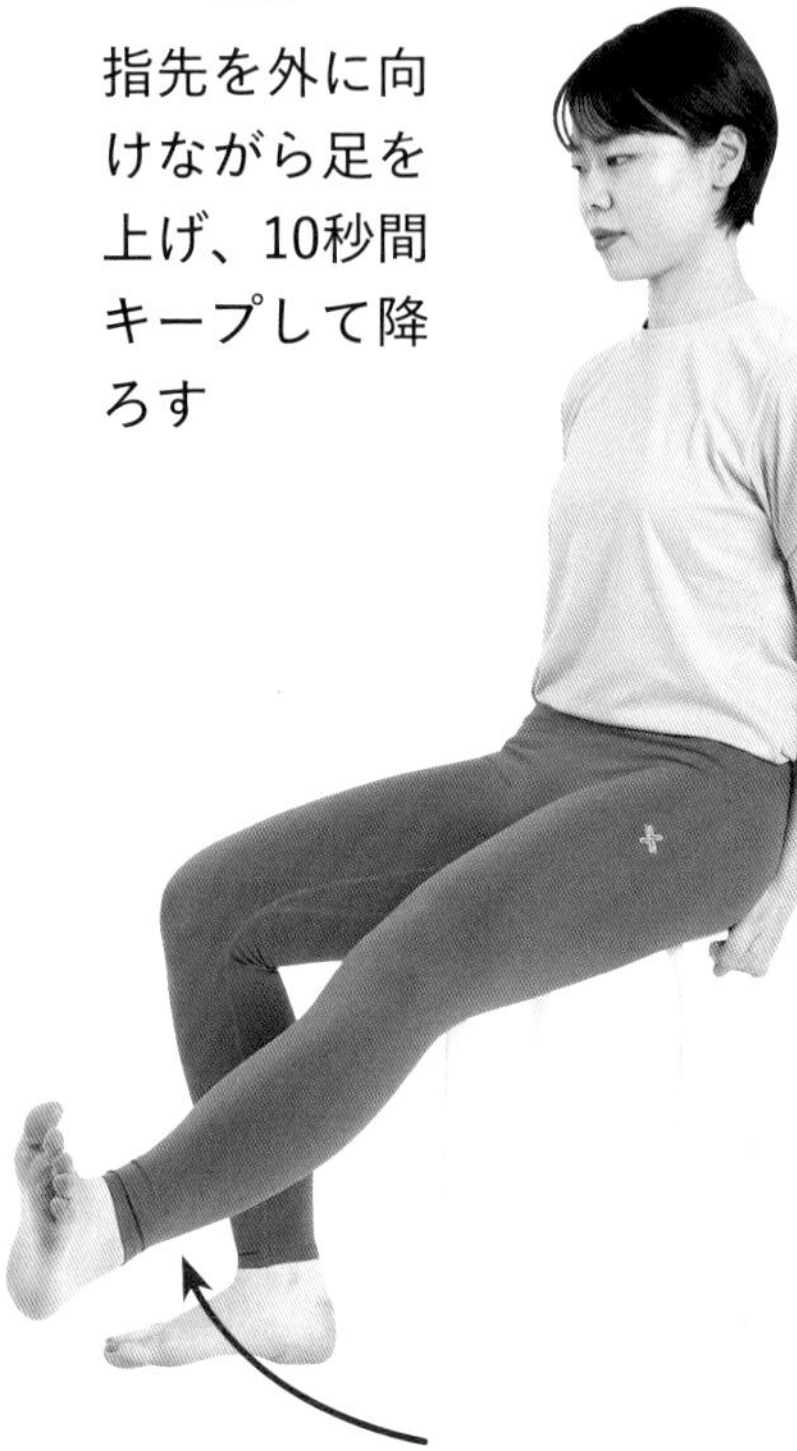

左右1セット
として
2〜3セット

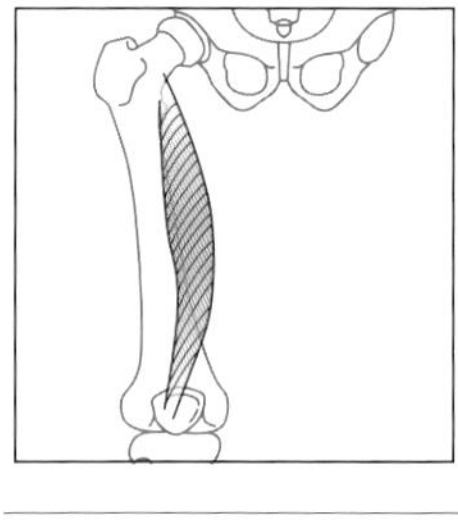

【内側広筋】
内側広筋は太ももの内側にある筋肉で、ひざを支えて伸縮する働きがあります。ひざの悪い人は体重が外側にかかってしまい、この内側広筋が使えていないことが多く、そうなると太ももや足全体の筋肉を使うことになるので内部がグラグラ不安定になり、軟骨のすり減りも進行してしまいます。

長時間座っていたり、同じ姿勢を取っていたりすると、太ももの前側と外側の筋肉が凝り固まって、ひざの動きが悪くなり痛みや変形につながります。そこで、内側の筋肉を動かし柔らかくすることで、前側・外側・内側の筋肉のアンバランスが解消されて、ひざの関節が安定して正しく機能することができるようになります。

一般的に、病気の際は安静が一番という先入観もありますが、ひざの痛みは激痛時を除いて、痛みのあるときこそ動かしたほうが改善しやすいのです（もちろん、正しく動かすことが大切なのは言うまでもありません）。先入観や誤解を取り除き、正しく筋肉を動かしてひざ関節の機能を取り戻すことこそ、痛み改善への第一歩だということを理解してください。

一生スイスイ歩くための7つの筋肉③

半《はん》腱《けん》様《よう》筋《きん》トレーニング

ひざの痛みや変形は安静にしておくよりもむしろ、
運動をしたほうが改善につながる場合があります。
ただし、動かす際には関節を正しく動かすことが大切です。

【1】ひざ関節の運動

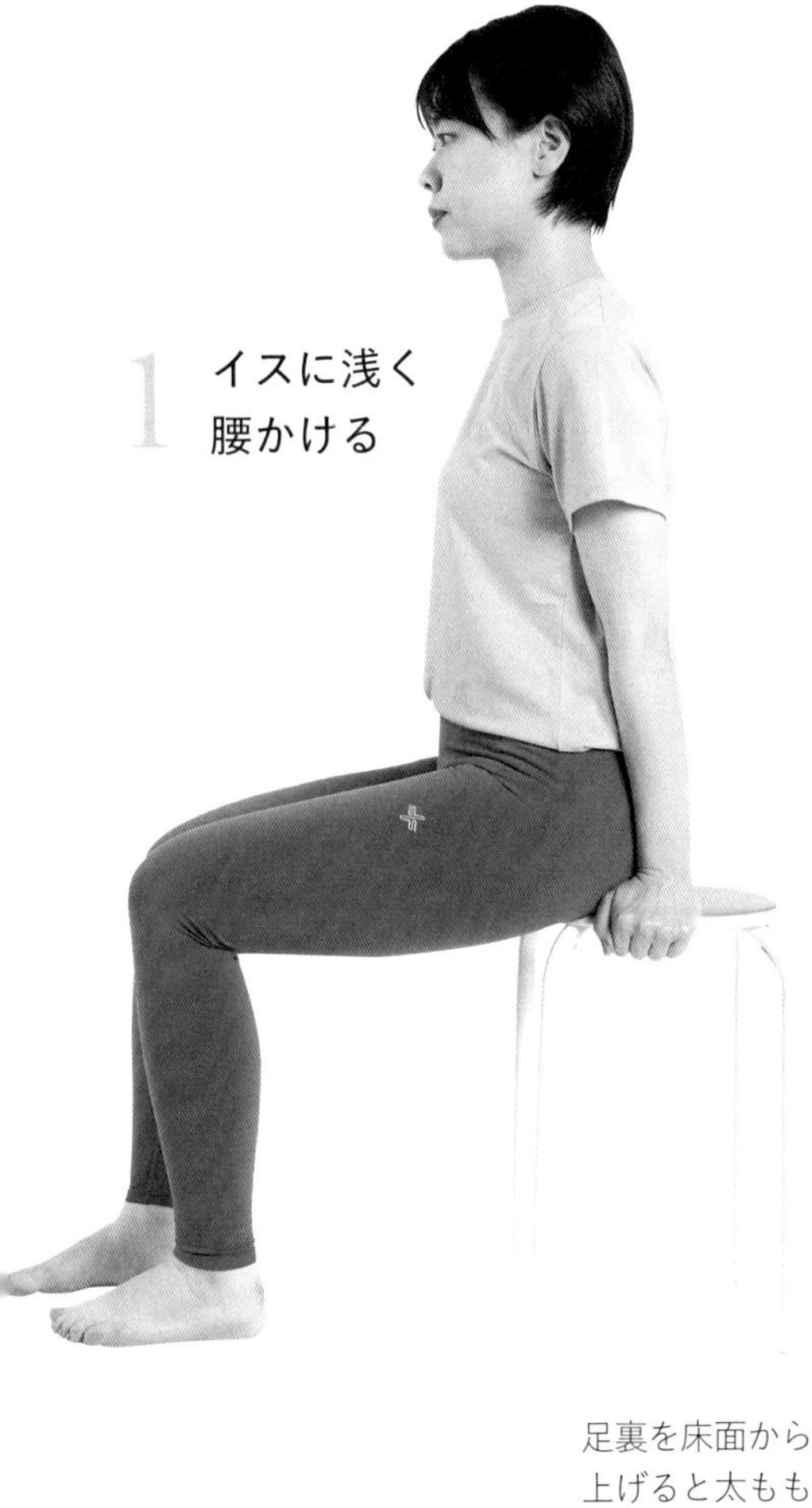

1 イスに浅く腰かける

2 足を床につけたまま前後にスライドするように動かす

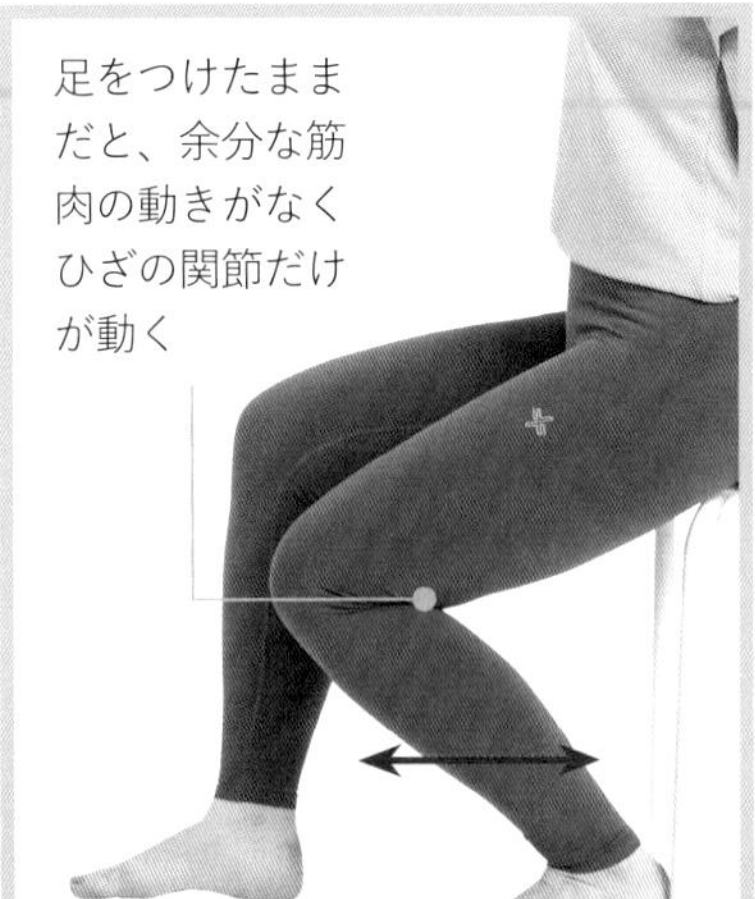

左右10回を2〜3セット

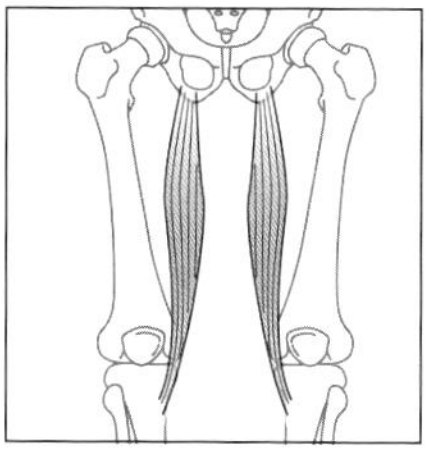

【半腱様筋】
半腱様筋は太ももを支える筋肉のひとつで、ひざ関節や股関節の動きを支える働きがあります。ひざ痛には太ももの半腱様筋を使って、負荷をかけずにひざの関節を動かすことが大切です。

【2】
太もも裏の運動

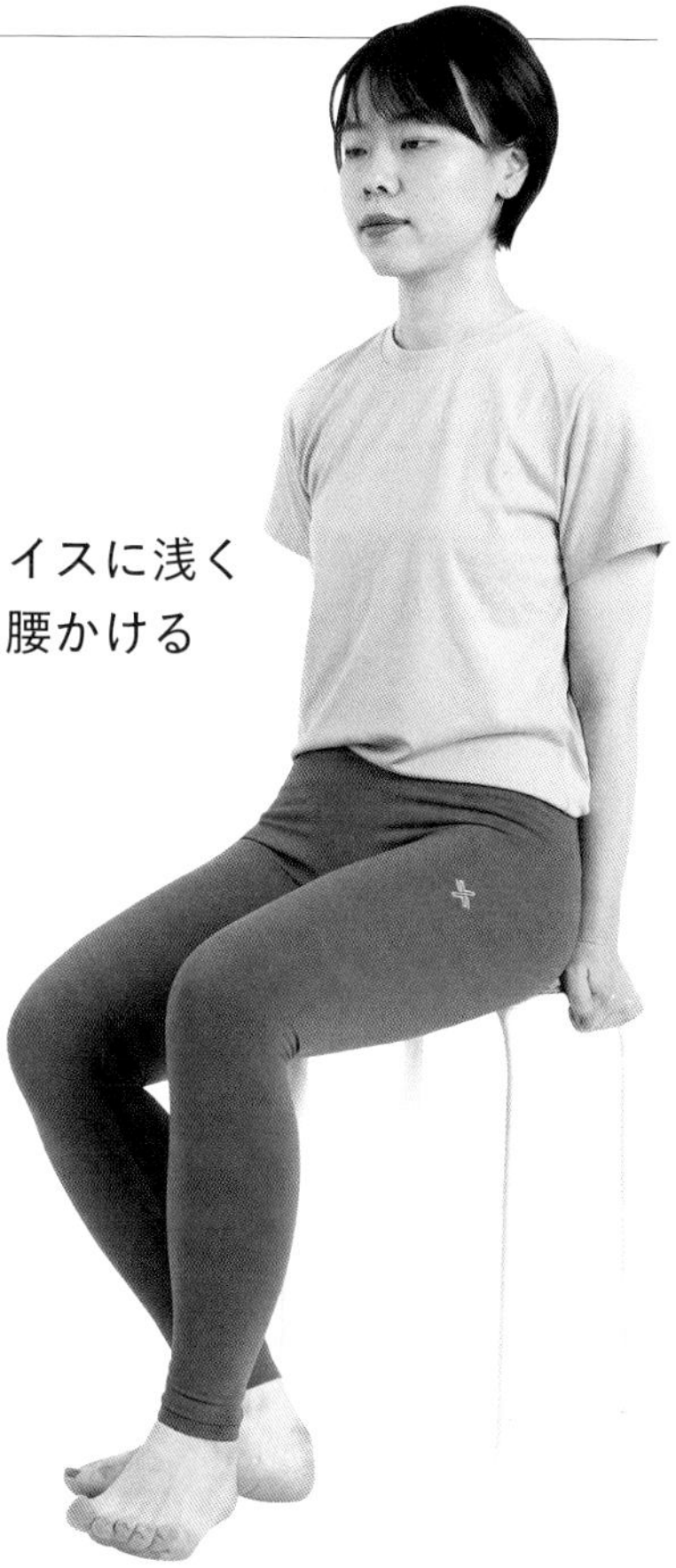

1 イスに浅く腰かける

①+②で20秒間を1セットとして、時間を空けて2～3セット

10秒間キープ

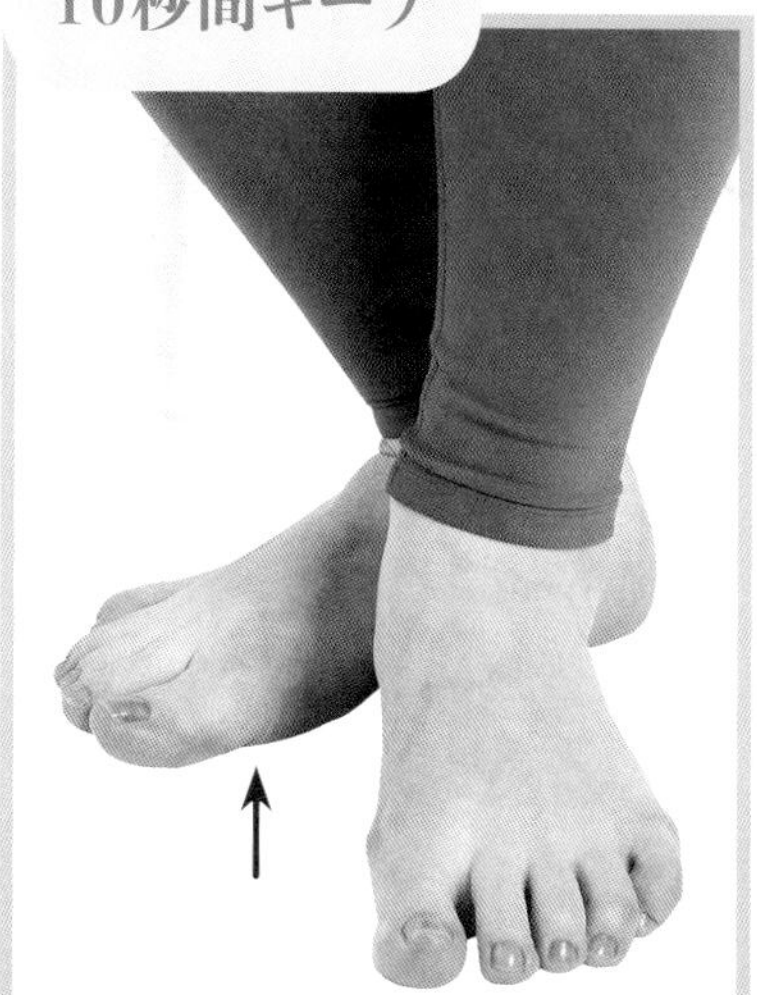

2 痛みのある足のかかとを反対の足の内くるぶしの下につけて、押すようにキープして戻す

一生スイスイ歩くための7つの筋肉④

腓《ひ》腹《ふく》筋《きん》トレーニング

年を取ると若いころとは歩き方が変わり、体全体に負担がかかるゆっくりドタドタした歩き方になります。ふくらはぎの腓腹筋を鍛えることで不調や転倒の防止につながります。

【1】軽度の筋トレ

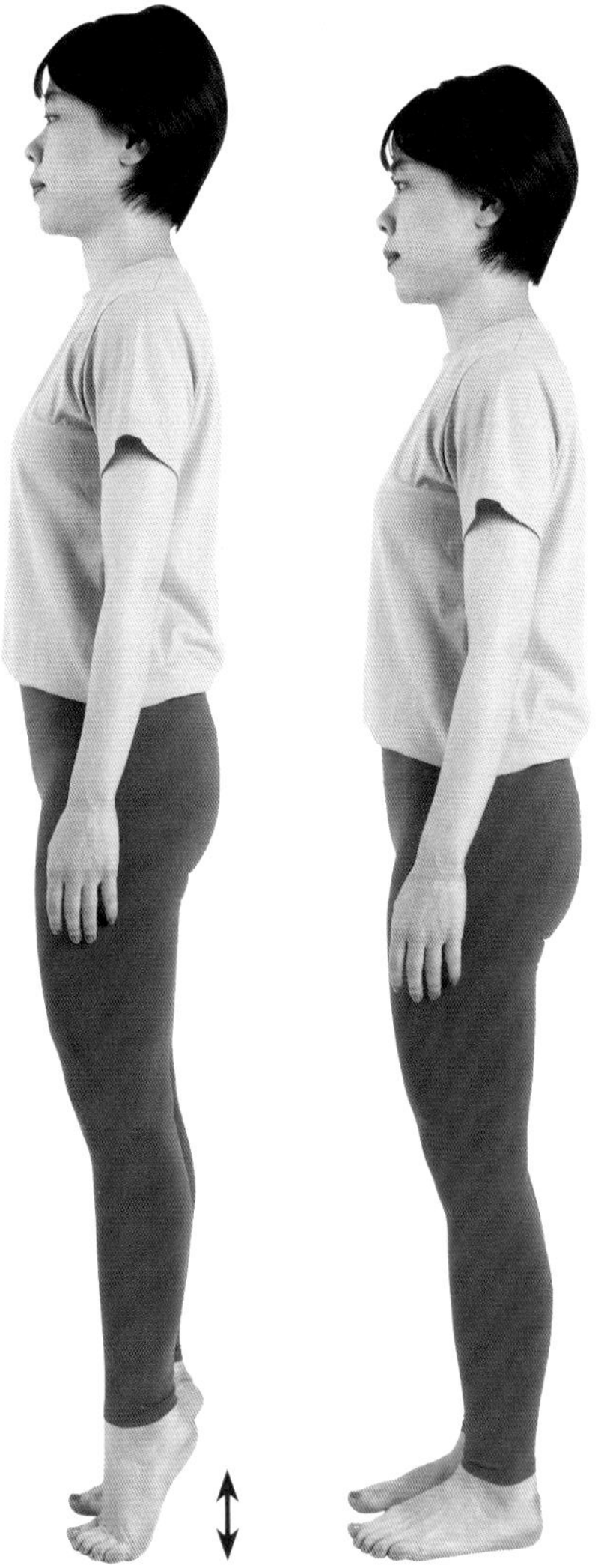

1 まっすぐに立つ

2 かかとを上げて下ろしてを10回繰り返す

2〜3セット

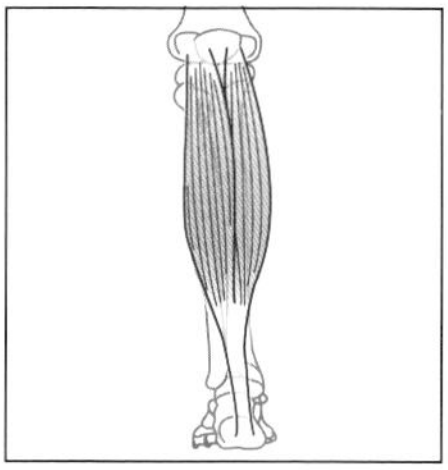

【腓腹筋】

腓腹筋はふくらはぎの筋肉で、ひざの屈伸や足の伸縮に機能します。若くて健康な人であればこの腓腹筋を使って地面を強く蹴って前に進みますが、年を取ってゆっくり横揺れして歩くようになると、足首を使って地面を強く蹴れなくなり、ふくらはぎも使わないので腓腹筋が固まり、血流が悪くなります。

【2】
上級者向け筋トレ

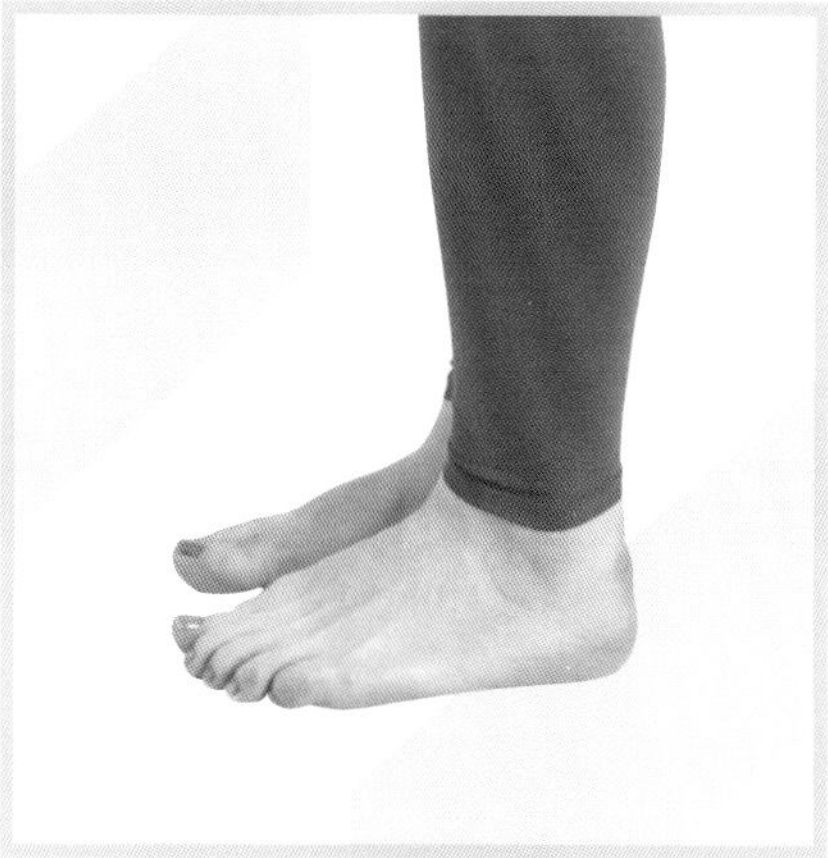

1

段差につま先をかけて立つ

※万が一傾いたときに備えて、必ず後ろに誰かに立ってもらってください。

2～3セット

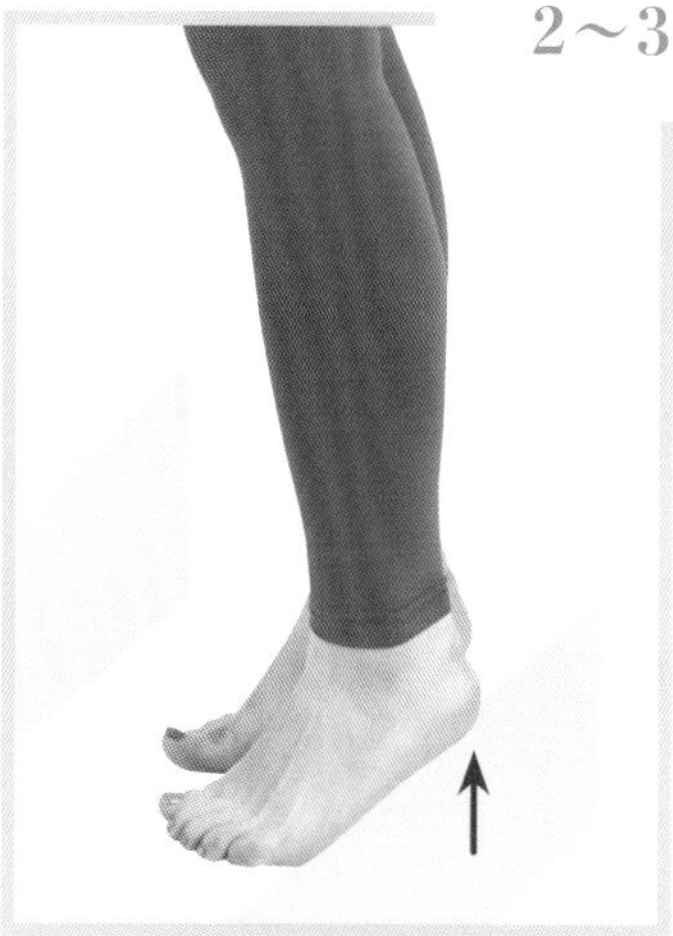

2

かかとを浮かせ、水平より下まで降ろす

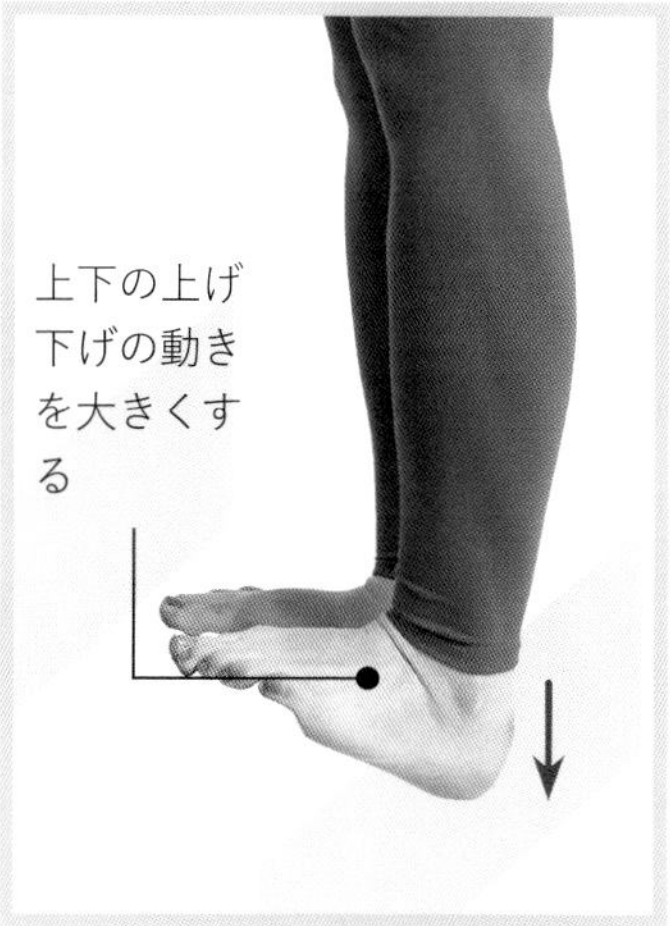

3

次にかかとを上げてキープし、ゆっくり戻す

一生スイスイ歩くための7つの筋肉⑤

内《ない》転《てん》筋《きん》トレーニング

内ももの筋肉である内転筋が衰えると、
ひざの痛みや変形性ひざ関節症の原因になります。
それを防止するための、内転筋を鍛える筋トレです。

寝て筋トレ

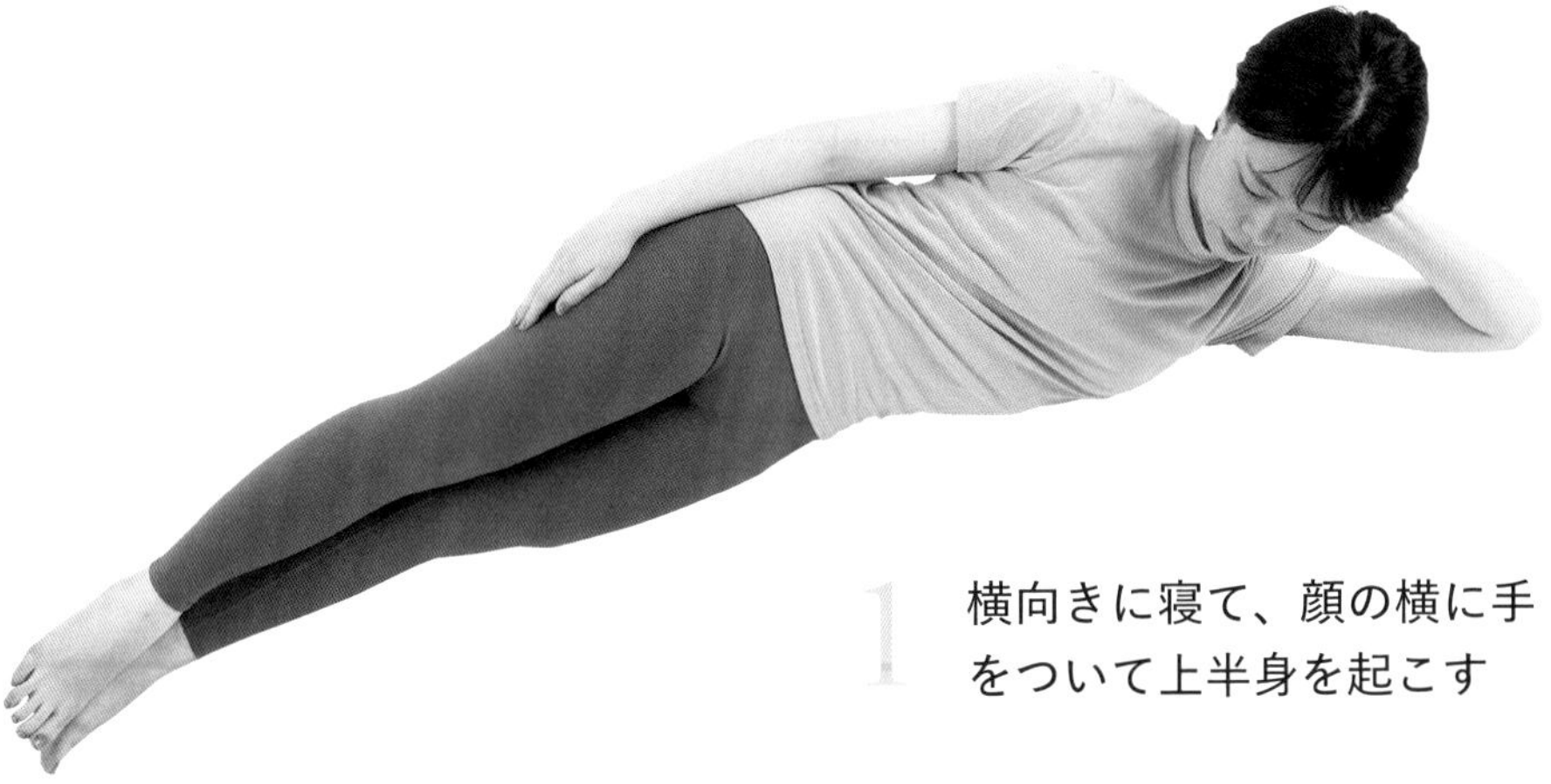

1 横向きに寝て、顔の横に手をついて上半身を起こす

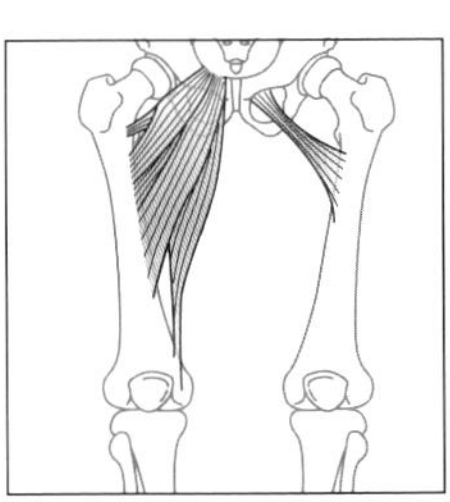

【内転筋】

内転筋は太ももの内側の筋肉で、脚を閉じる働きをします。寝たきりになりやすい人は横ぶれしてドタドタと歩く傾向があり、腿の外側の筋肉ばかり使って内側の筋肉が退化してしまいます。結果、太ももの内外の筋肉がアンバランスになってO脚にもなりやすく、さらにひざにも負担がかかり、痛みの悪化や変形性ひざ関節症が起きます。

2

上の足のひざを曲げて前に出す

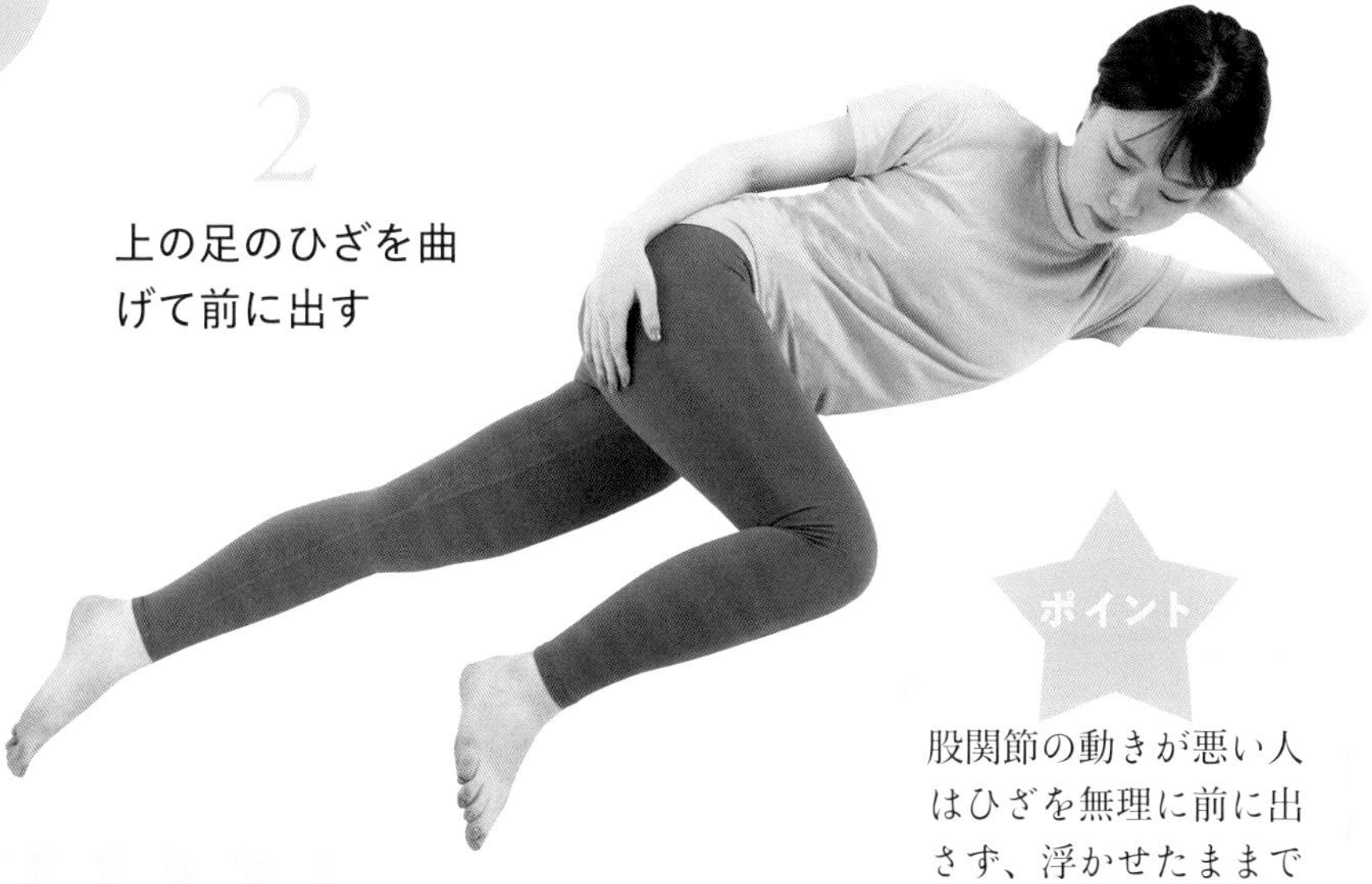

ポイント

股関節の動きが悪い人はひざを無理に前に出さず、浮かせたままでもOKです。

左右2〜3セット

3

伸ばした下の足を床から5〜10センチ上げて、10秒間キープして戻す

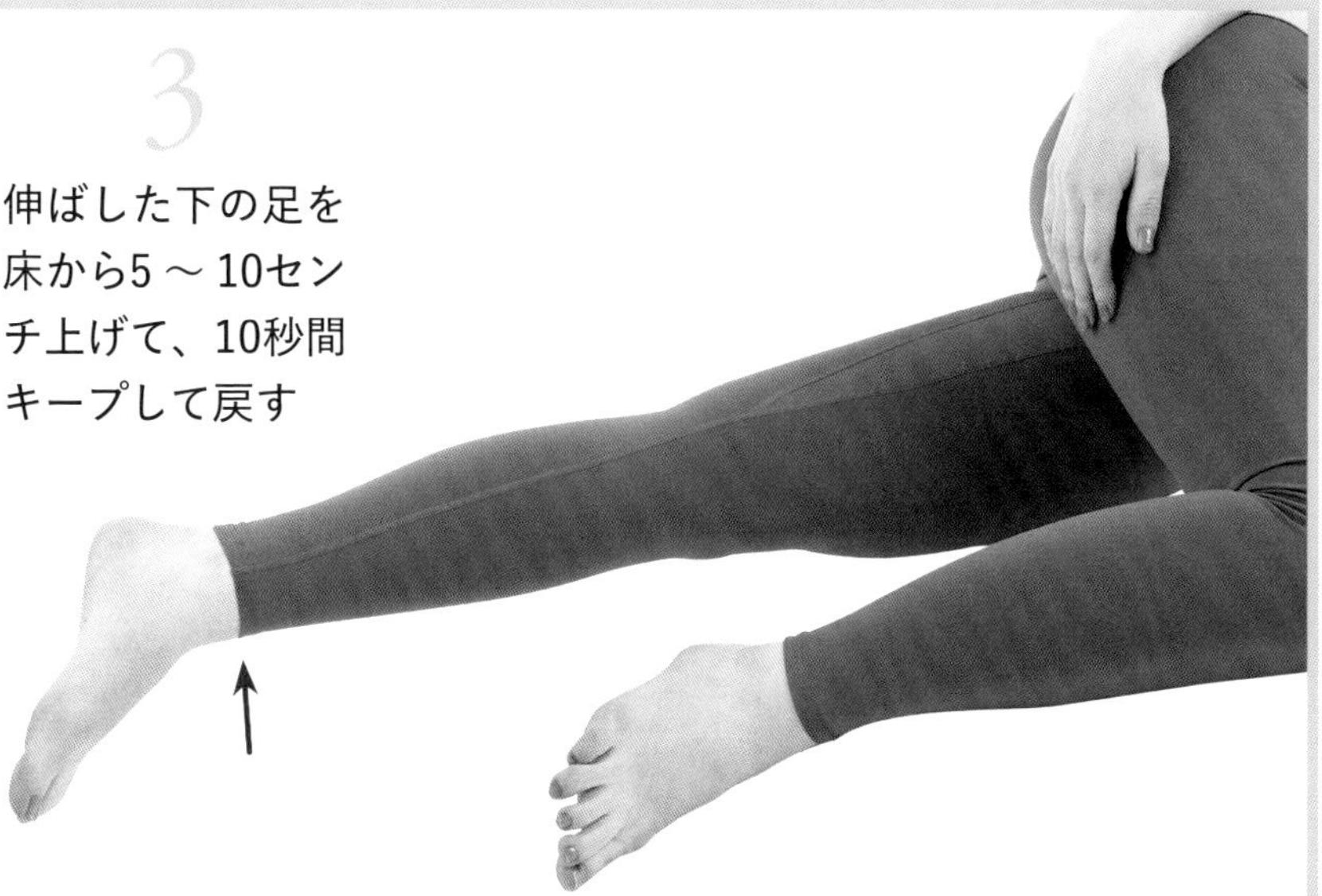

一生スイスイ歩くための7つの筋肉⑥

腹《ふく》横《おう》筋《きん》トレーニング

体幹の安定を担う腹横筋は衰えると姿勢が悪くなり、
呼吸まで悪影響を及ぼします。ここを鍛えて正しい姿勢を保持すれば
呼吸機能も守ることができます。

イスに座って筋トレ

1

背骨をまっすぐにして骨盤を起こして座る

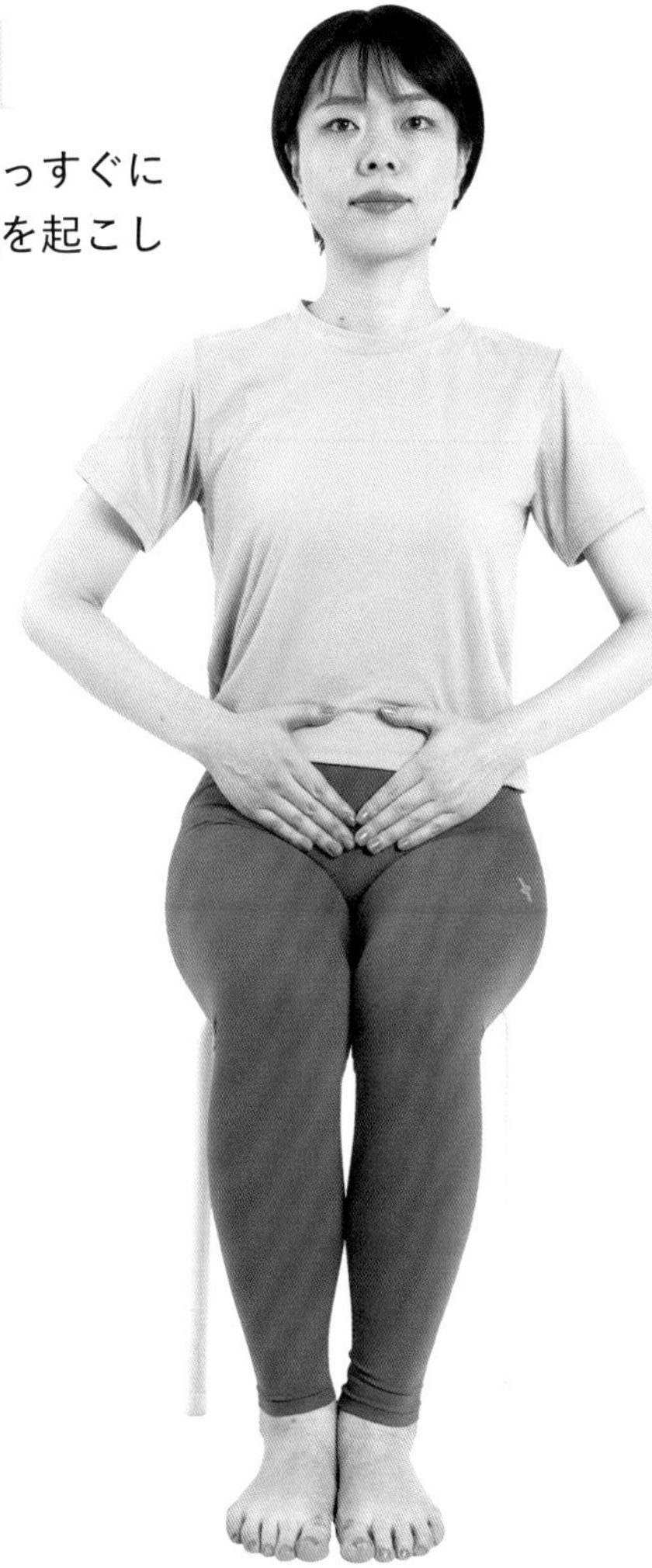

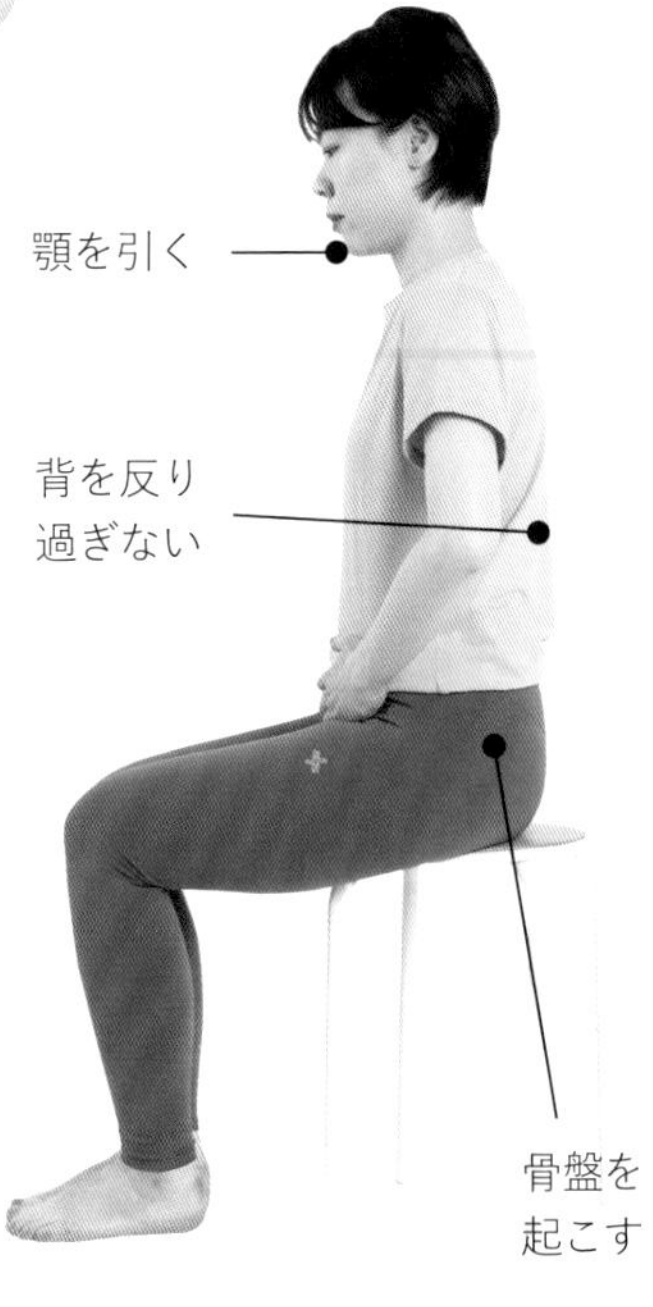

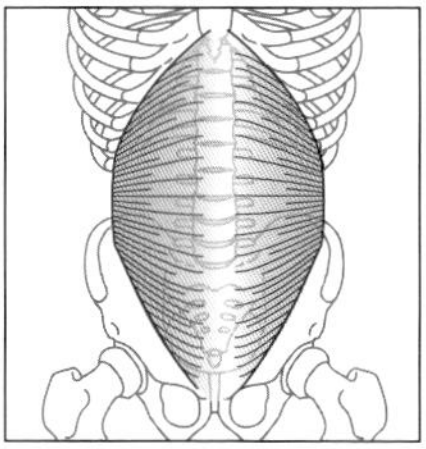

【腹横筋】
腹直筋・腹斜筋・腹横筋など5種類ほどある腹筋の中で、インナーマッスルとして知られる腹横筋は、呼吸筋として息を吐く際に機能します。この筋肉が衰えると姿勢が悪くなり、腰痛の原因になり、転倒のリスクも高くなります。腹横筋は深呼吸を大きくゆっくりすることで鍛えられます。

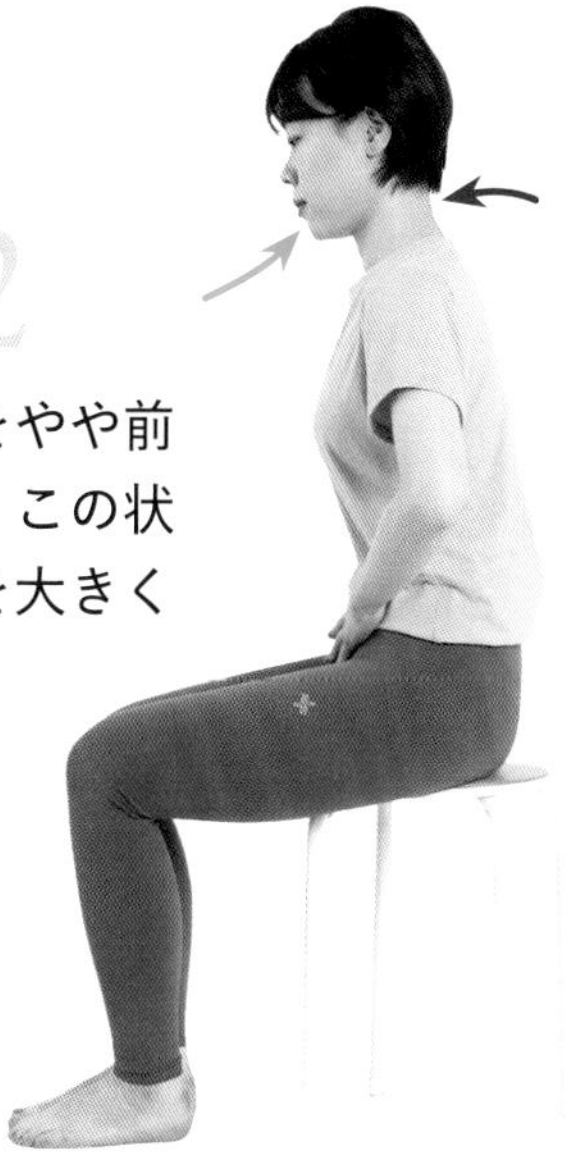

2

上半身をやや前傾にし、この状態で息を大きく吸う

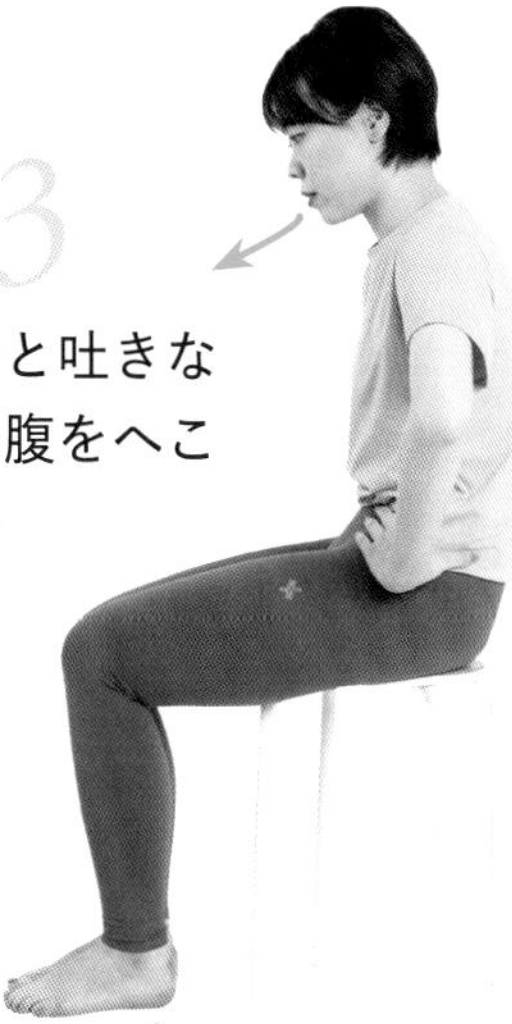

3

フーッと吐きながらお腹をへこませる

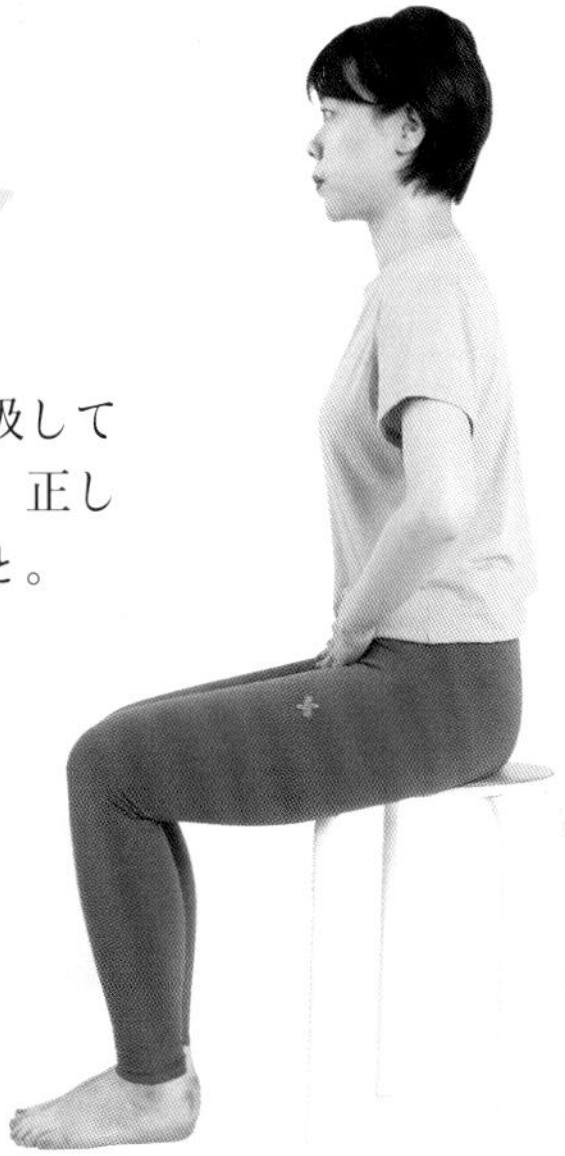

4

5秒間キープして戻す

ポイント

姿勢が悪いと深呼吸しても効果が薄いので、正しい姿勢で行なうこと。

5セット

一生スイスイ歩くための7つの筋肉⑦

大殿筋《だいでんきん》トレーニング

**大殿筋は地面を蹴ってしっかり前に進む役割を担っています。
大殿筋が衰えるとひざや股関節も機能せず
転倒や寝たきりにつながります。**

寝て
筋トレ

1 横向きに寝て、下の足を伸ばして楽にする。上の足はひざを曲げて、足首は下の足のひざの前に出す

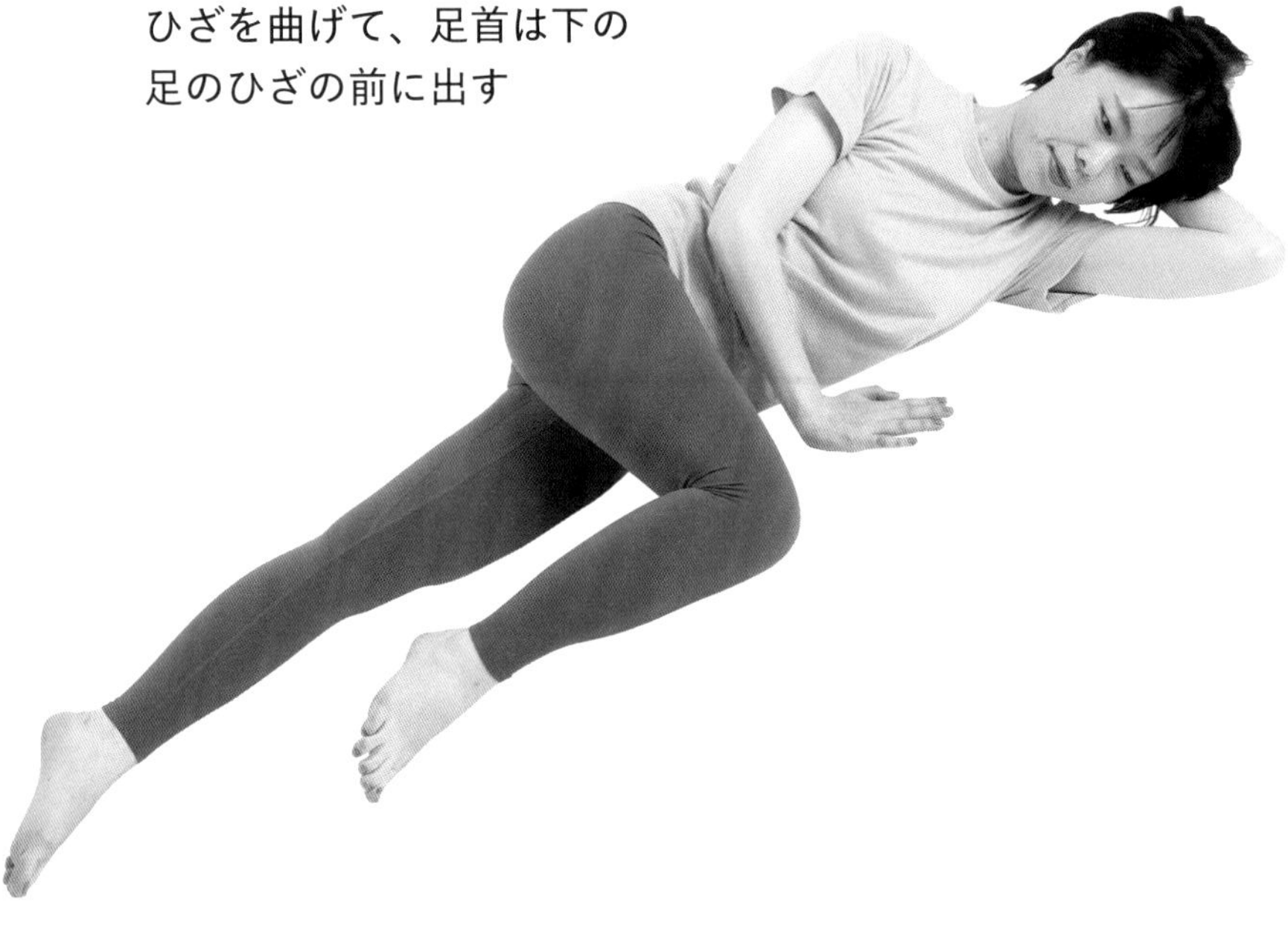

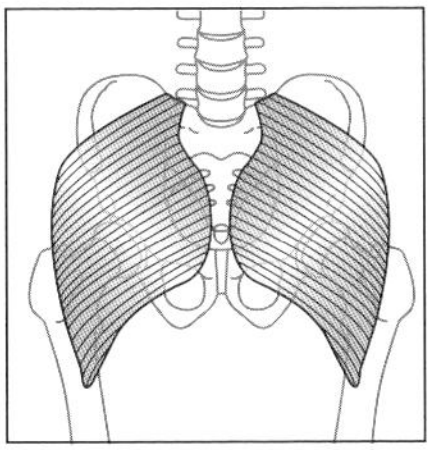

【大殿筋】
大殿筋は骨盤の後ろから太ももの横まで伸びている、お尻の中でも最も大きな筋肉で上半身を支えながら、上半身と下半身の動きをつなぐ役割があります。加齢でこの筋肉が衰えると、股関節も動かせず転倒しやすくなります。大殿筋を鍛え速く正しく歩くことで、一生歩ける体をつくることができます。

2

そのまま足を上げていき、上げられるところまで上げて5秒間キープする

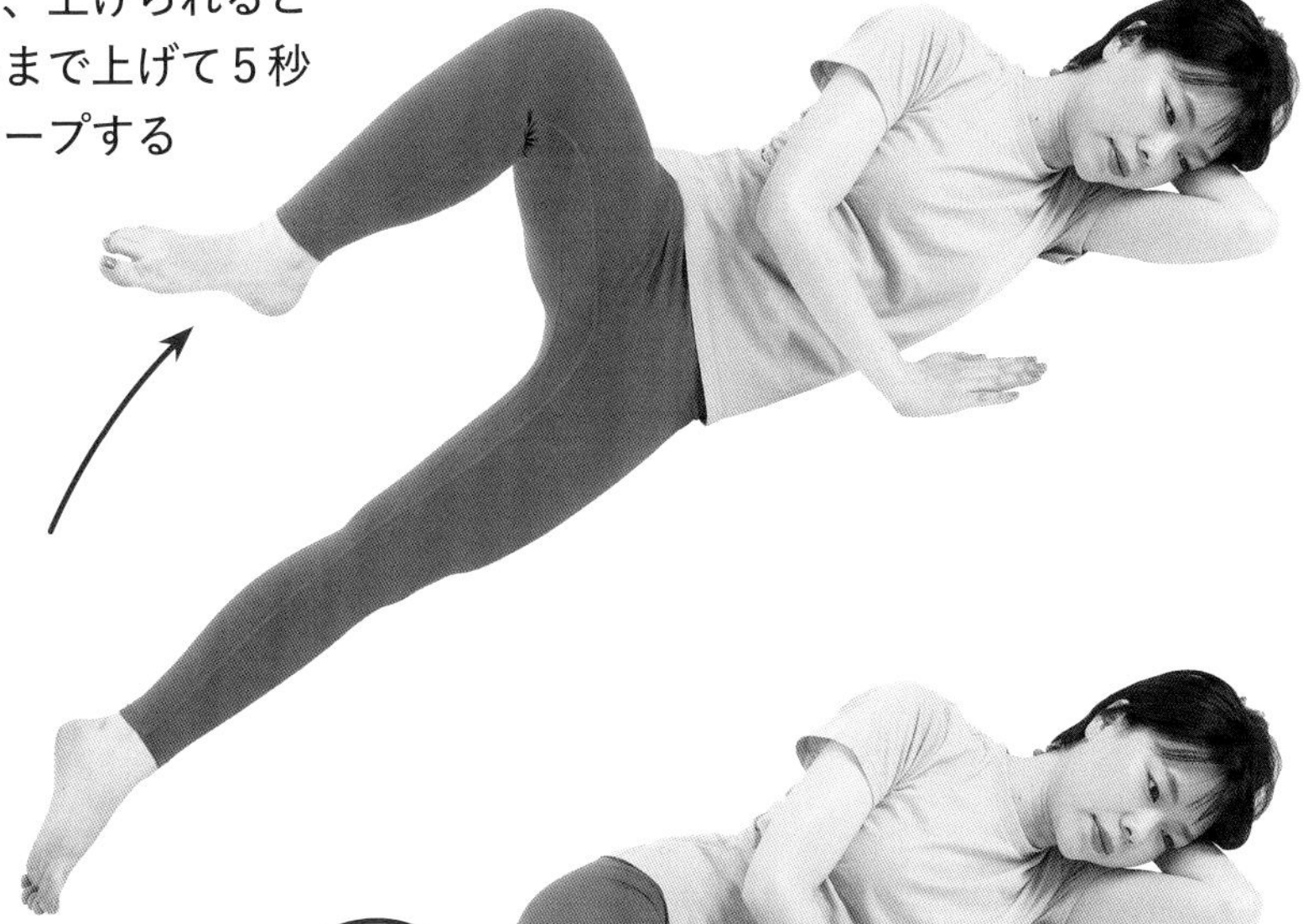

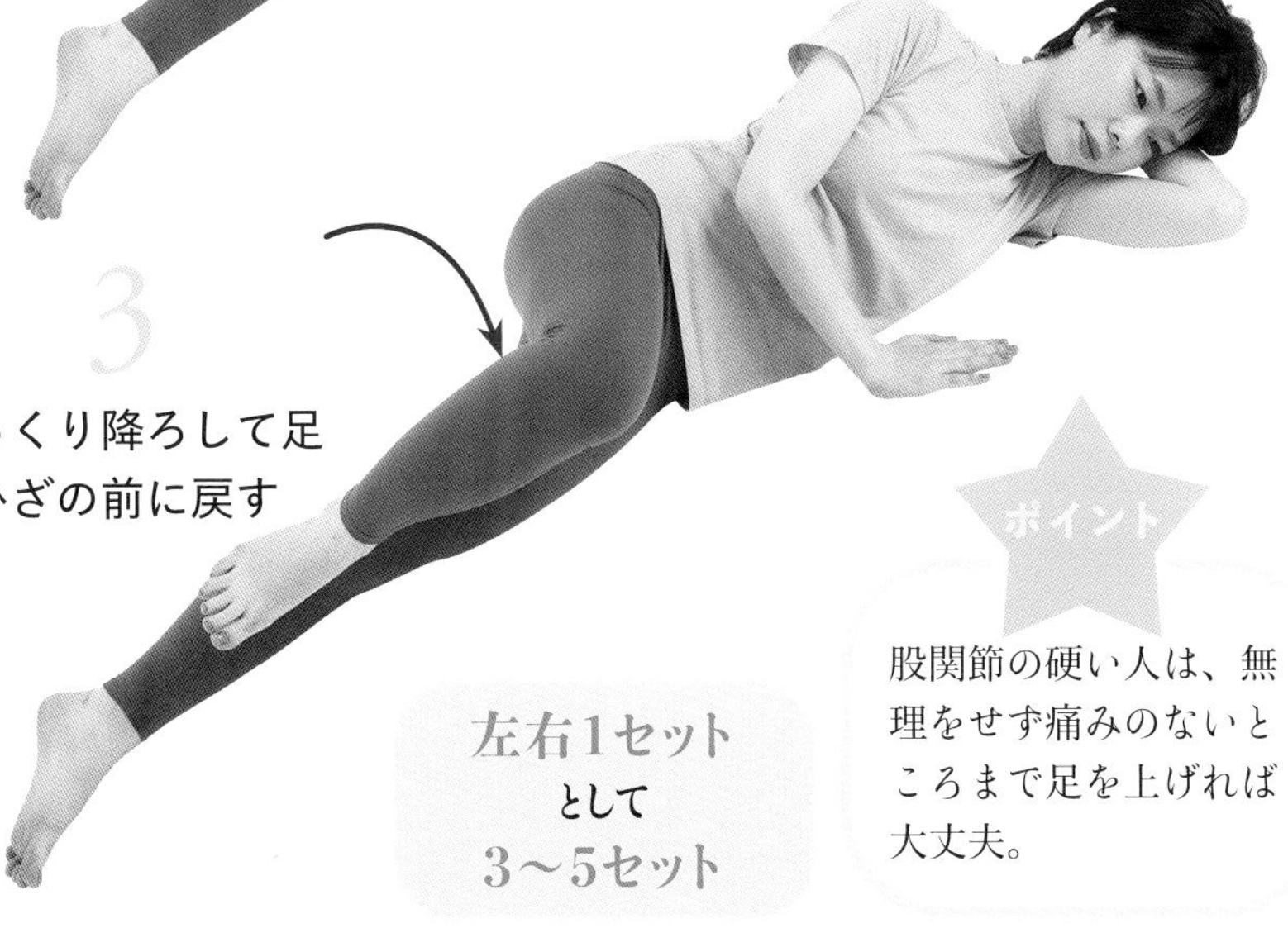

3

ゆっくり降ろして足をひざの前に戻す

左右1セット
として
3〜5セット

ポイント

股関節の硬い人は、無理をせず痛みのないところまで足を上げれば大丈夫。

1万歩のウォーキングより10回脚を振るだけストレッチ

寝たきり防止のためにウォーキングをしている人が多くいますが、いくら長時間歩いても「ある部分」が使われていないと効果がありません。それは、足の付け根にある「股関節」です。

若いころは股関節をしっかり動かして体に負担をかけずに歩いていますが、年を取ると腹筋が弱くなり、背骨も丸くなり、歩く姿勢が悪くなります。

そうすると転倒しやすくなったり、体に不調が表れたり、健康寿命も大幅に縮まって寝たきり状態になるリスクも高くなります。

それを防ぐためにはまず、ウォーキングの前に準備運動で股関節を動かして、スムーズに歩ける状態をつくっておくことが大切なのです。

1万歩ウォークより効果あり！

10回脚振りストレッチ

体を支える股関節を動かすために、
棒を振るイメージで脚を前後左右に動かします。
立ちながらと寝ながら脚を振ることで、
固まった股関節が動くようになります。

【1】立って脚振り

前後

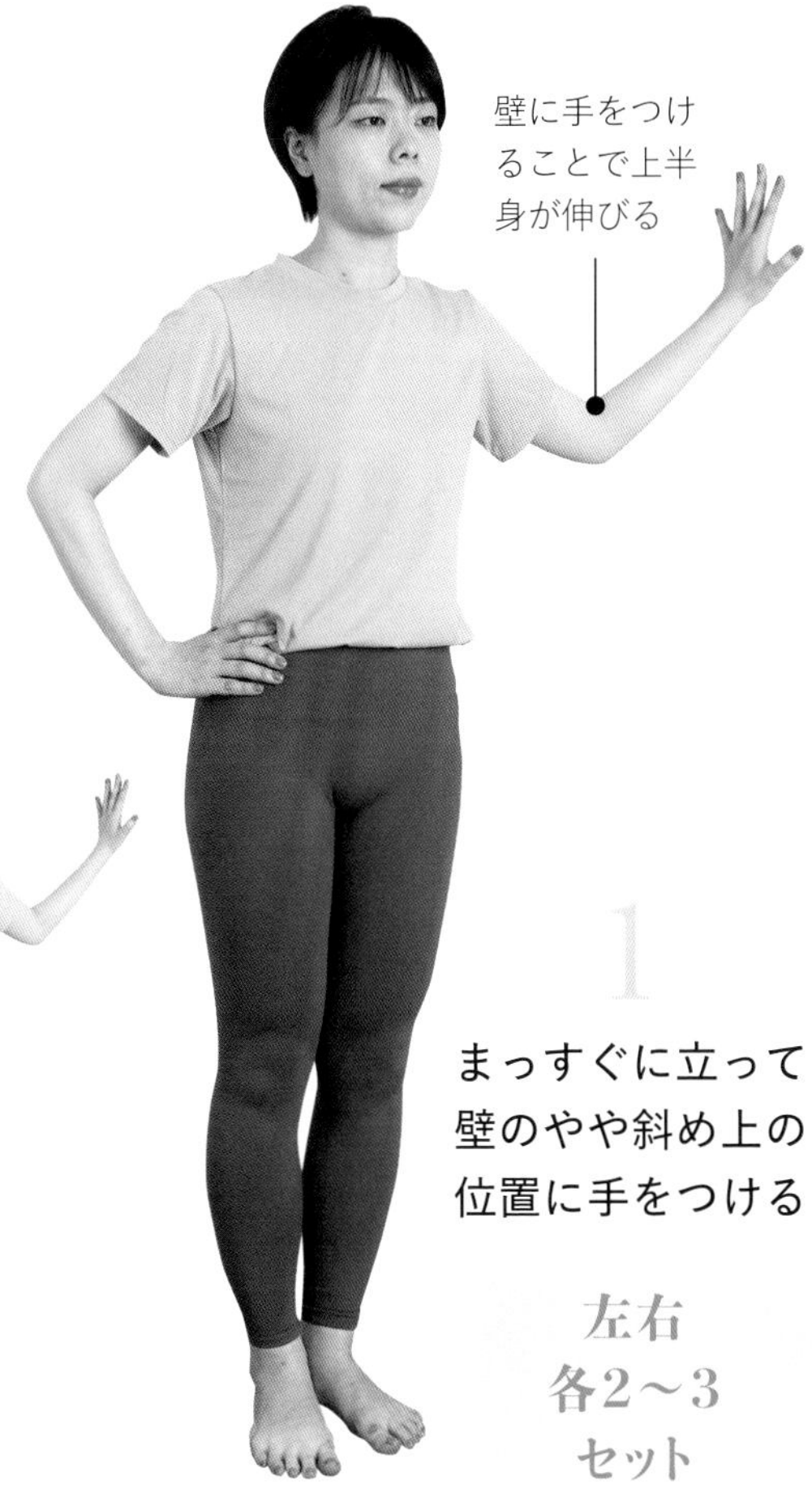

壁に手をつけることで上半身が伸びる

1

まっすぐに立って壁のやや斜め上の位置に手をつける

2

太ももの筋肉を使わないように力を入れず、脚を棒のようにしてブラブラと動かしながら、前後に大きく10回振る

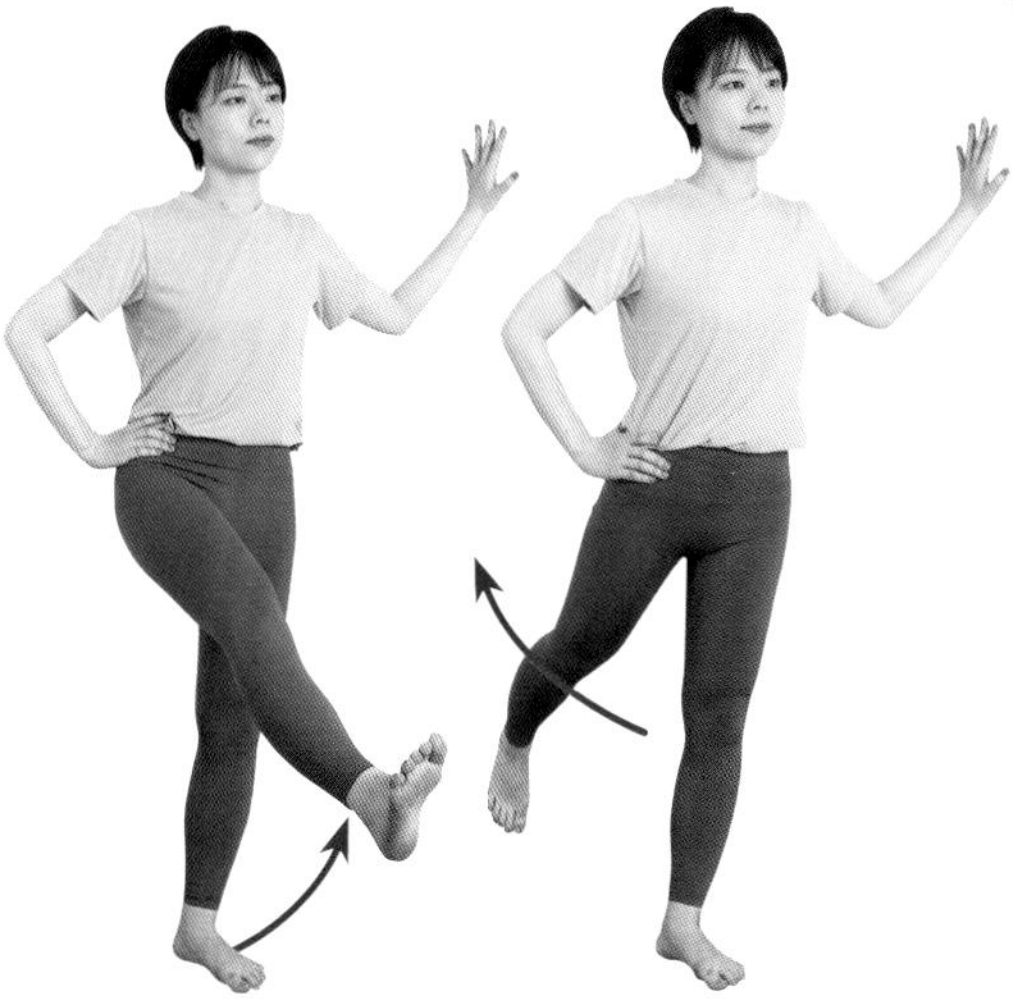

左右各2～3セット

【2】
立って脚振り
左右

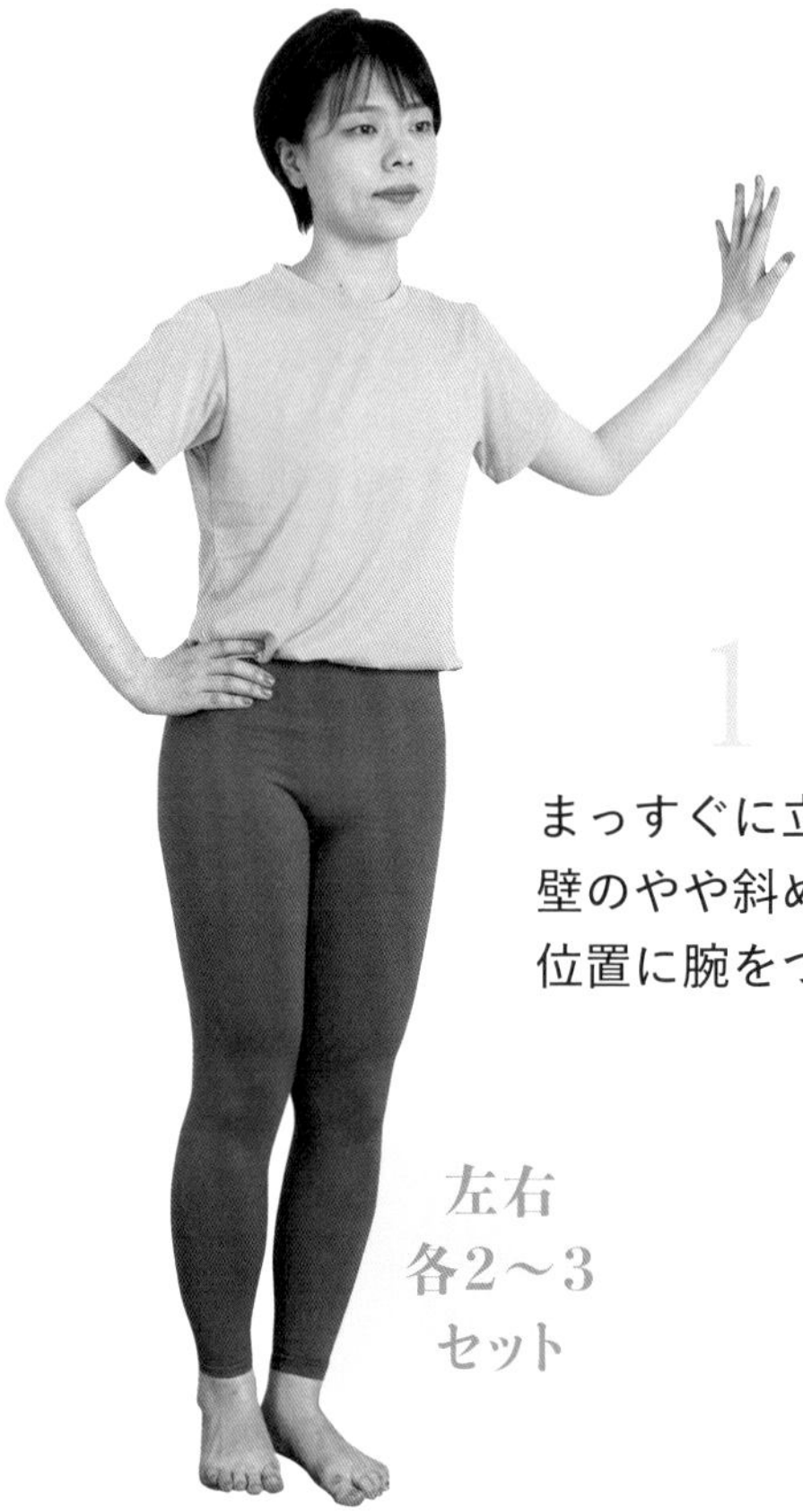

1

まっすぐに立って
壁のやや斜め上の
位置に腕をつく

**左右
各2～3
セット**

2 脚を前に出して左右に10回振る

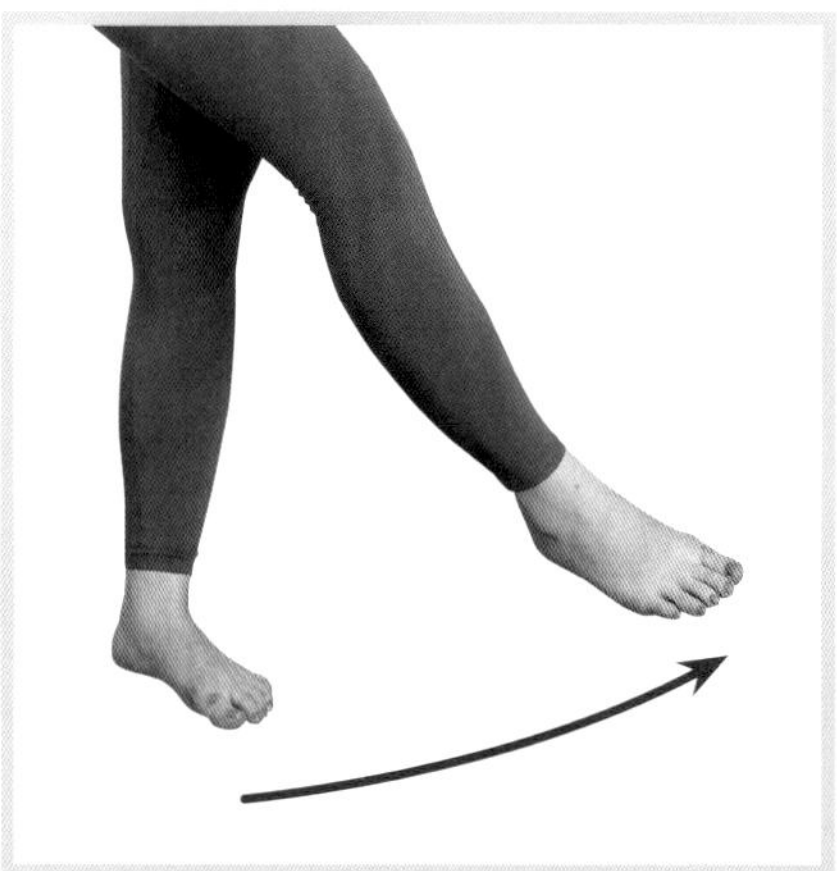

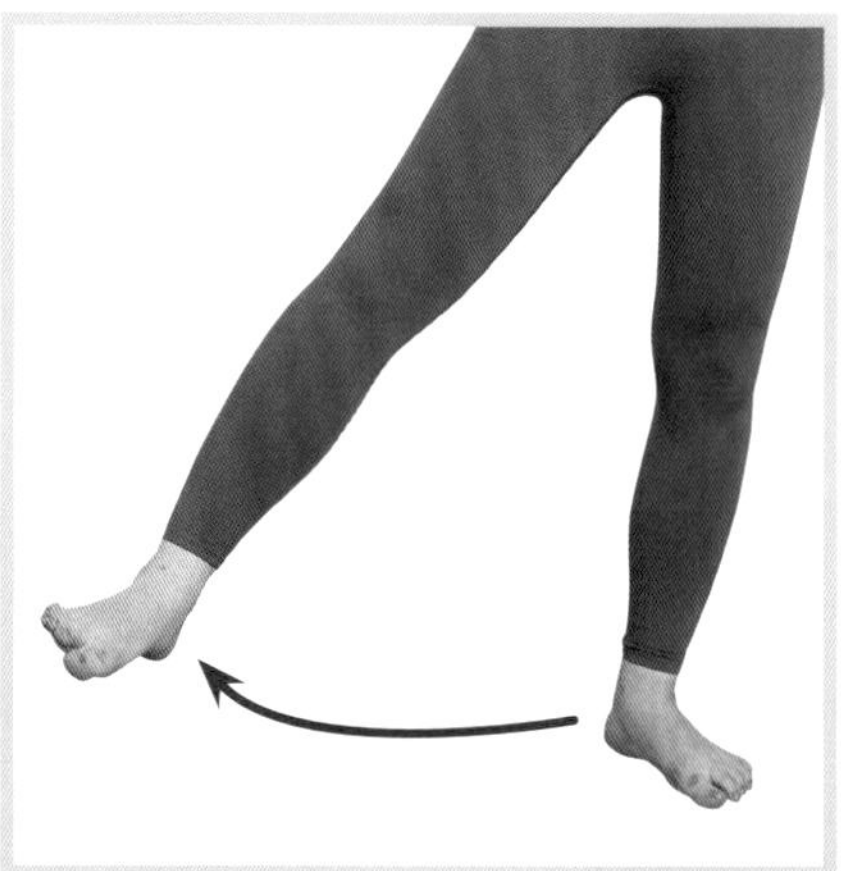

【3】
立って脚振り
回す

左右
各2〜3
セット

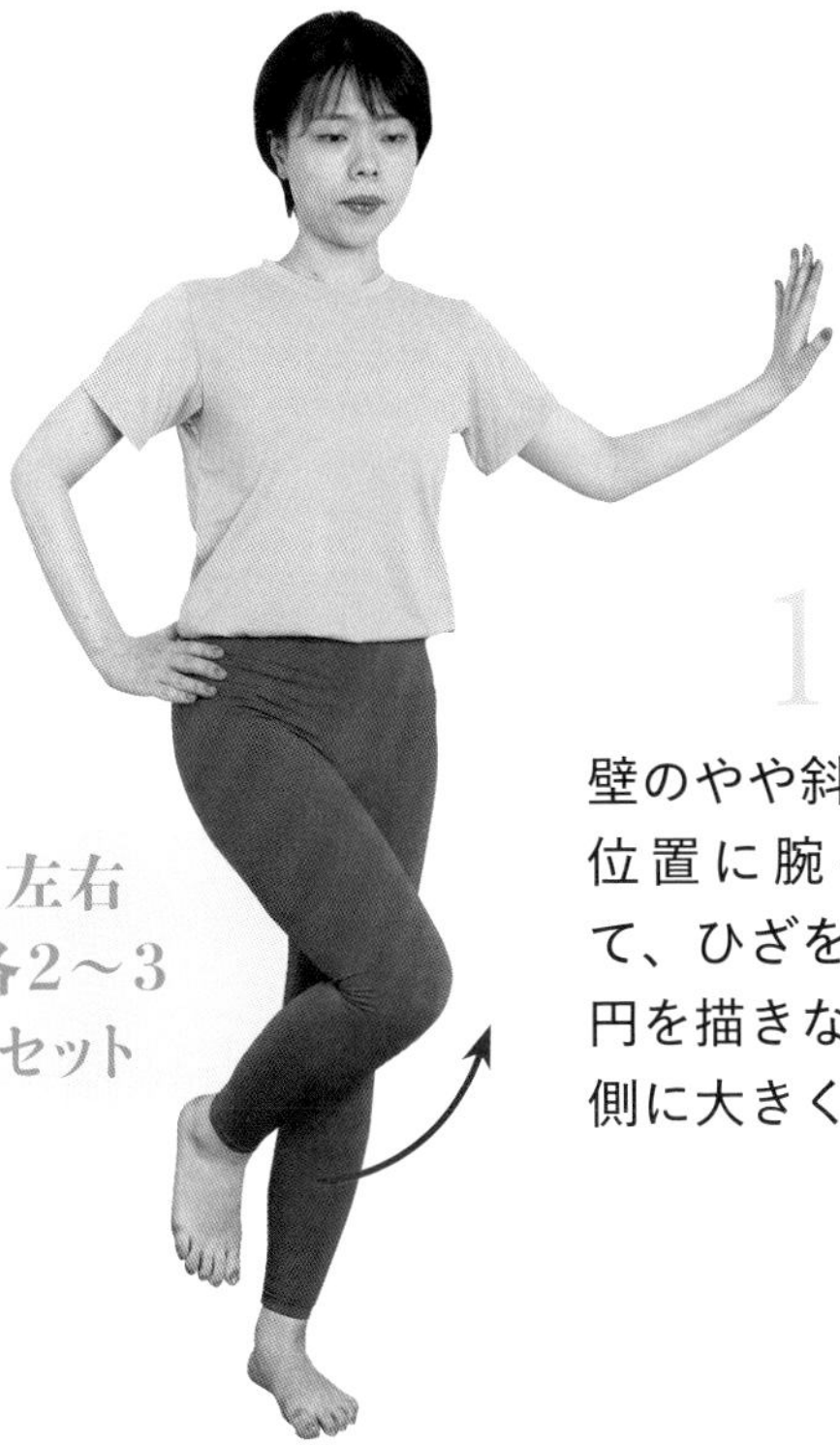

1
壁のやや斜め上の位置に腕をついて、ひざを曲げて円を描きながら外側に大きく回す

2
次に内側に大きく回す

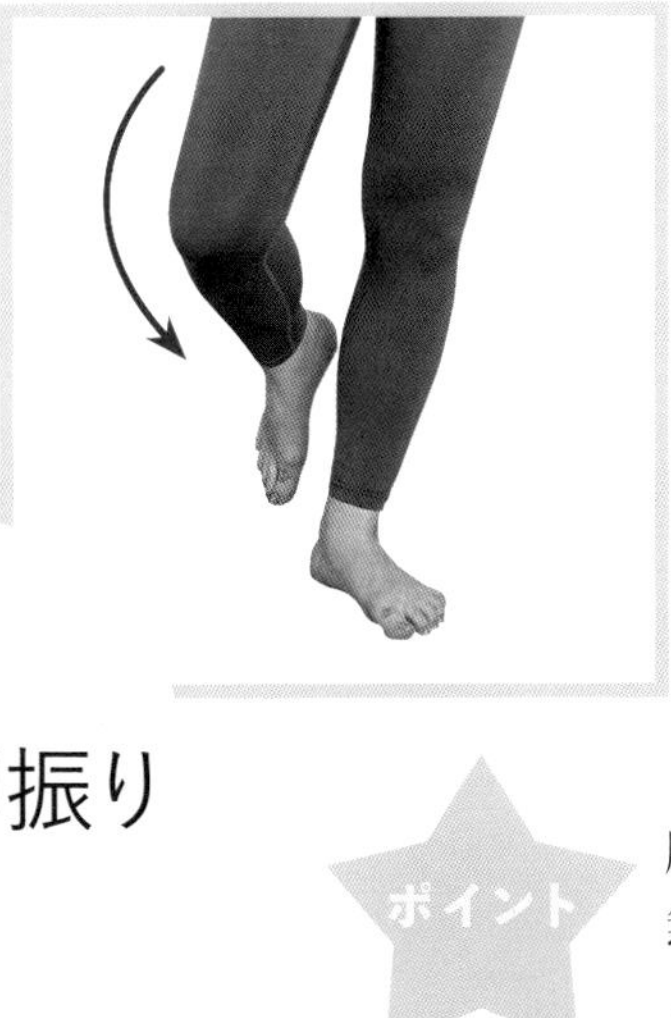

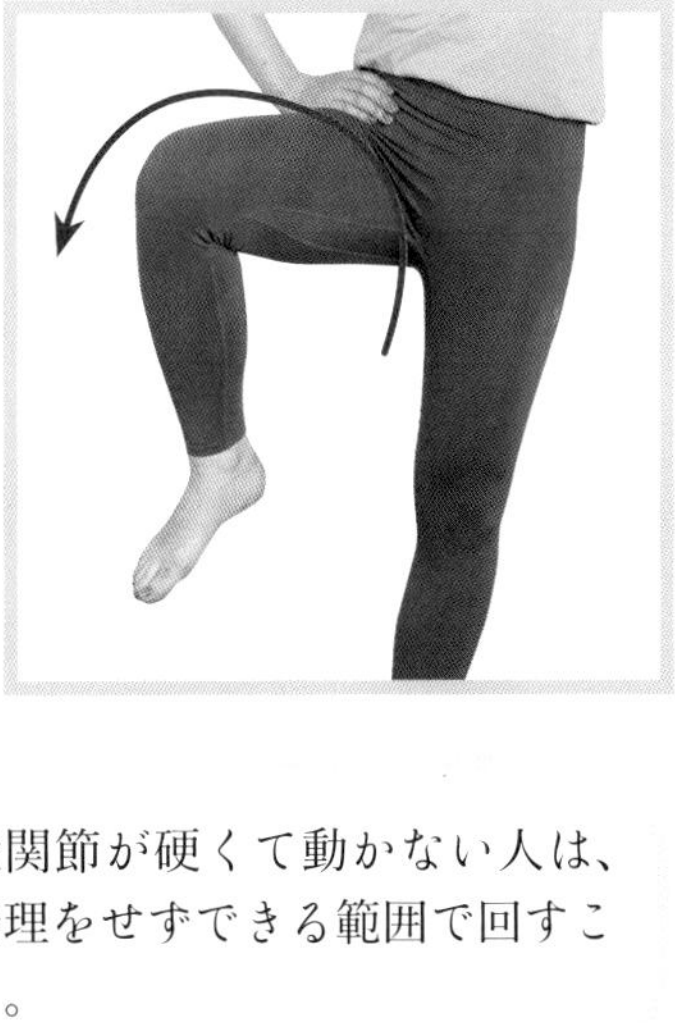

ポイント
股関節が硬くて動かない人は、無理をせずできる範囲で回すこと。

【4】
寝て脚振り

足首・ひざ・股関節

ポイント

立って脚振りストレッチは効果的ですが、そのぶん、足腰への負担も大きくなります。慣れていない人や足腰に痛みがある人は、寝た姿勢で脚振り運動をして、足首、ひざ、股関節をストレッチしましょう。

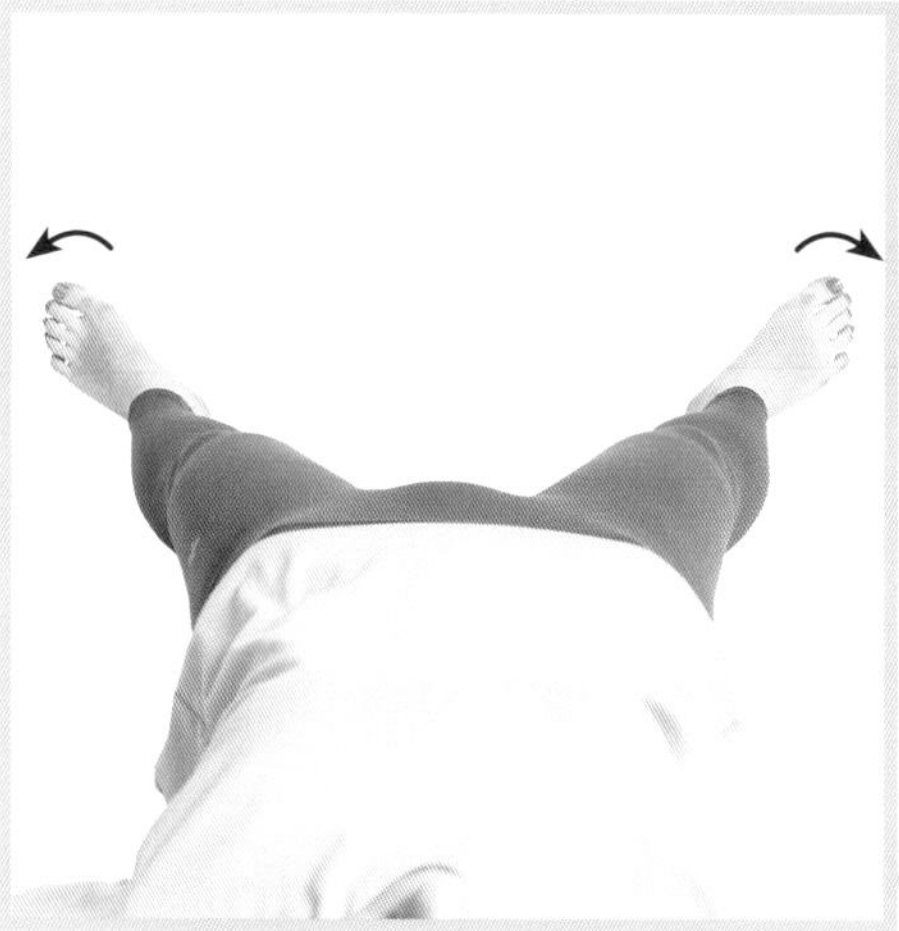

1　足を少し広げて仰向けに寝て、足首を内外に10回動かす

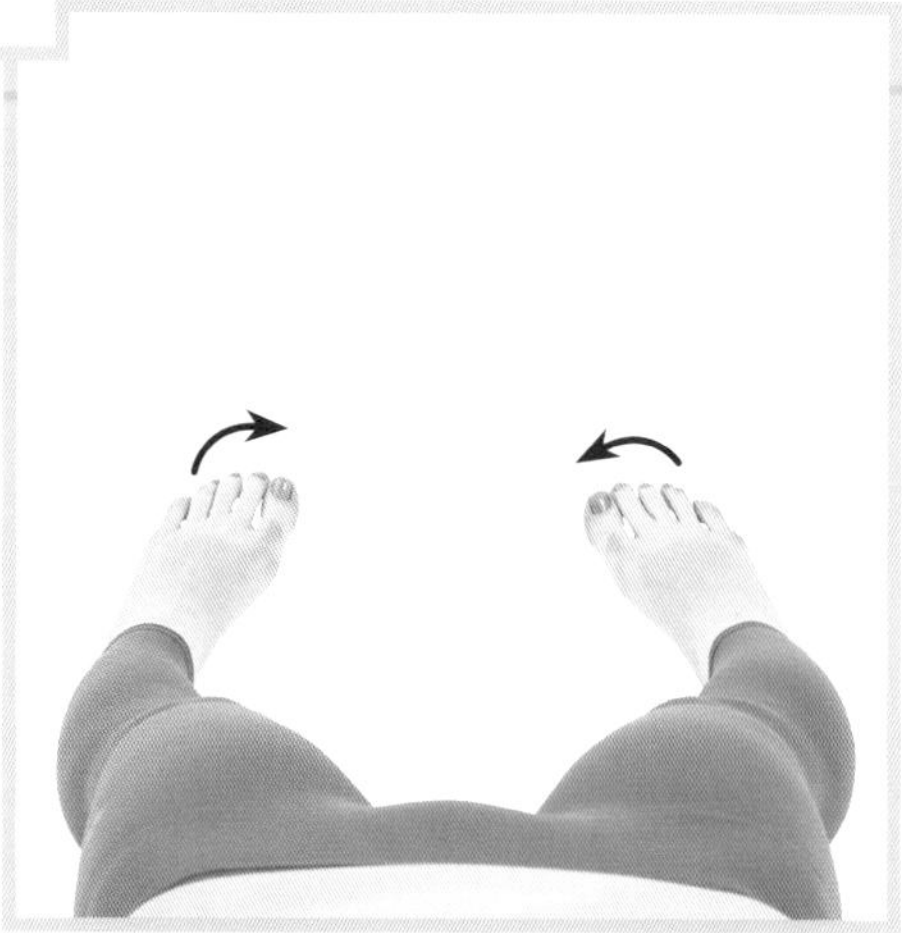

**内外10回ずつ
2～3セット**

2

同様に両ひざを立てて、左右に10回倒す

左右10回ずつ
2～3セット

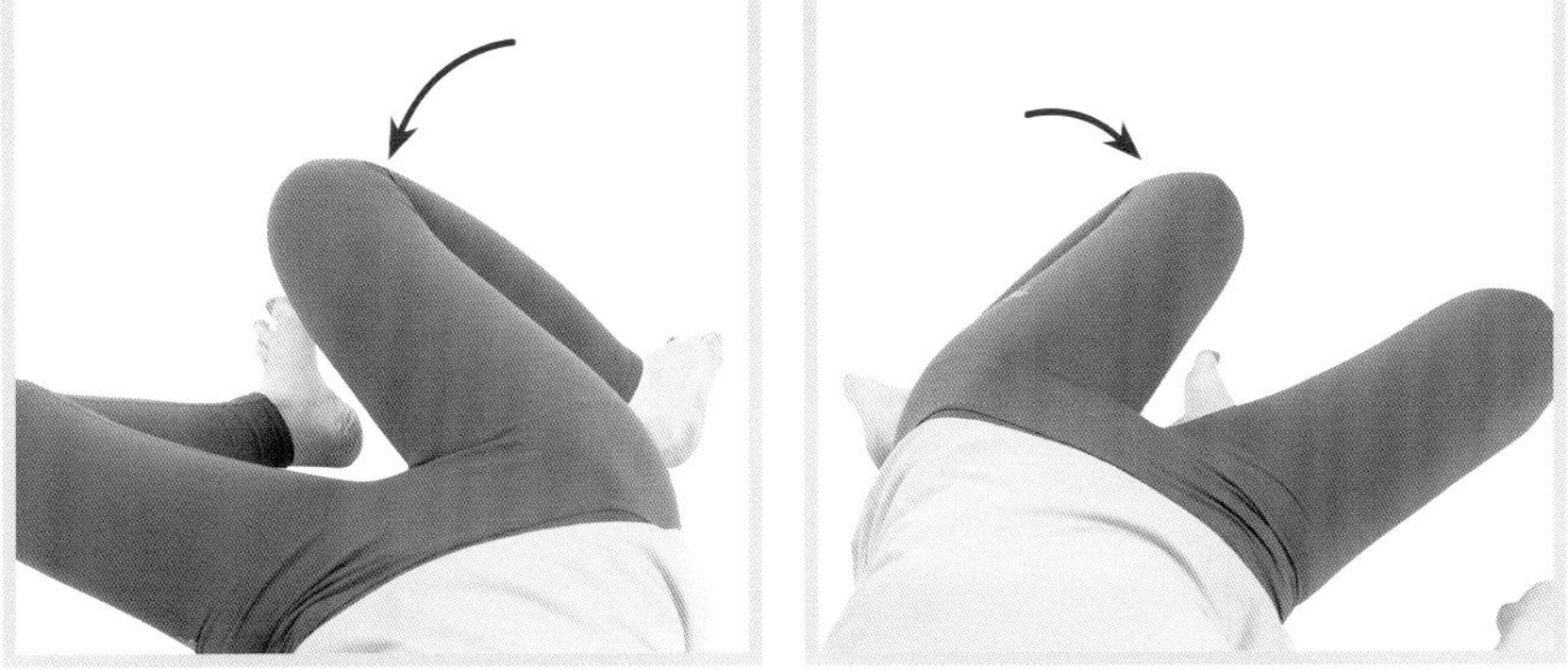

3

同様に両ひざを立てて、片方ずつ外回し
と内回しを左右10回ずつ行なう

左右10回ずつ
2～3セット

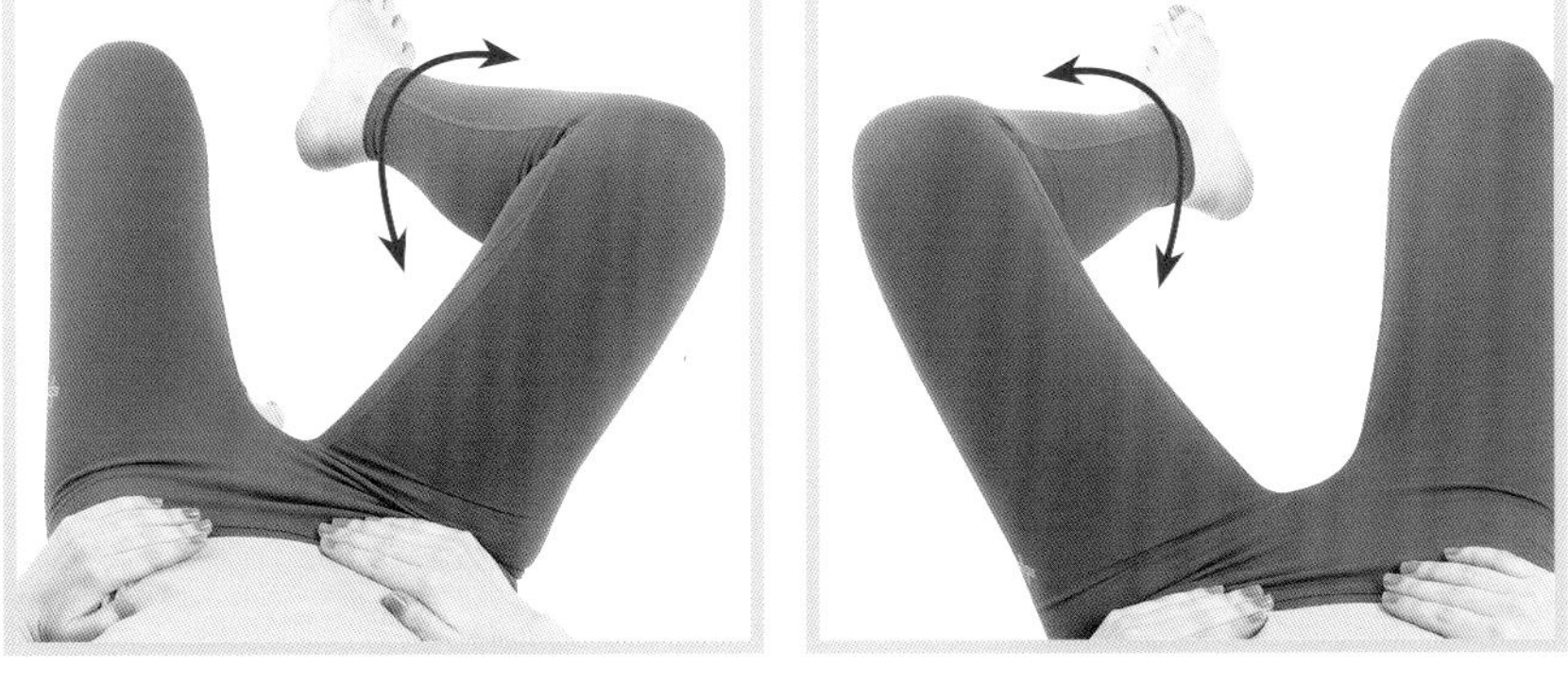

ウォーキング前に下半身のクッション機能をキープする10回足首ストレッチ

寝たきりにならないためには、足を鍛えるために歩いたほうがよいと考えられがちです。

確かに歩くこと自体はよいことですが、歩き方を間違えると関節を壊したり、寝たきりのリスクを上げてしまったりすることになります。

例えば足首は歩くときに上下に動いてクッション機能を果たしますが、その動きが衰えると、足裏全体で地面につき衝撃が上部に伝わり、ひざ痛や腰痛の原因になってしまいます。

さらにつまずいたり転倒したりしやすくなるので、まずはストレッチで足首の動きをよくしてから歩くことが大切です。

ウォーキング前にクッション機能を維持

足首マッサージ&ストレッチ

体全体を支えて地面からの衝撃を和らげる足首の機能を十分に活かすために、アキレス腱の後ろの筋肉をゆるめたり、足首の上下運動を行なったりします。

【1】くるぶしマッサージ

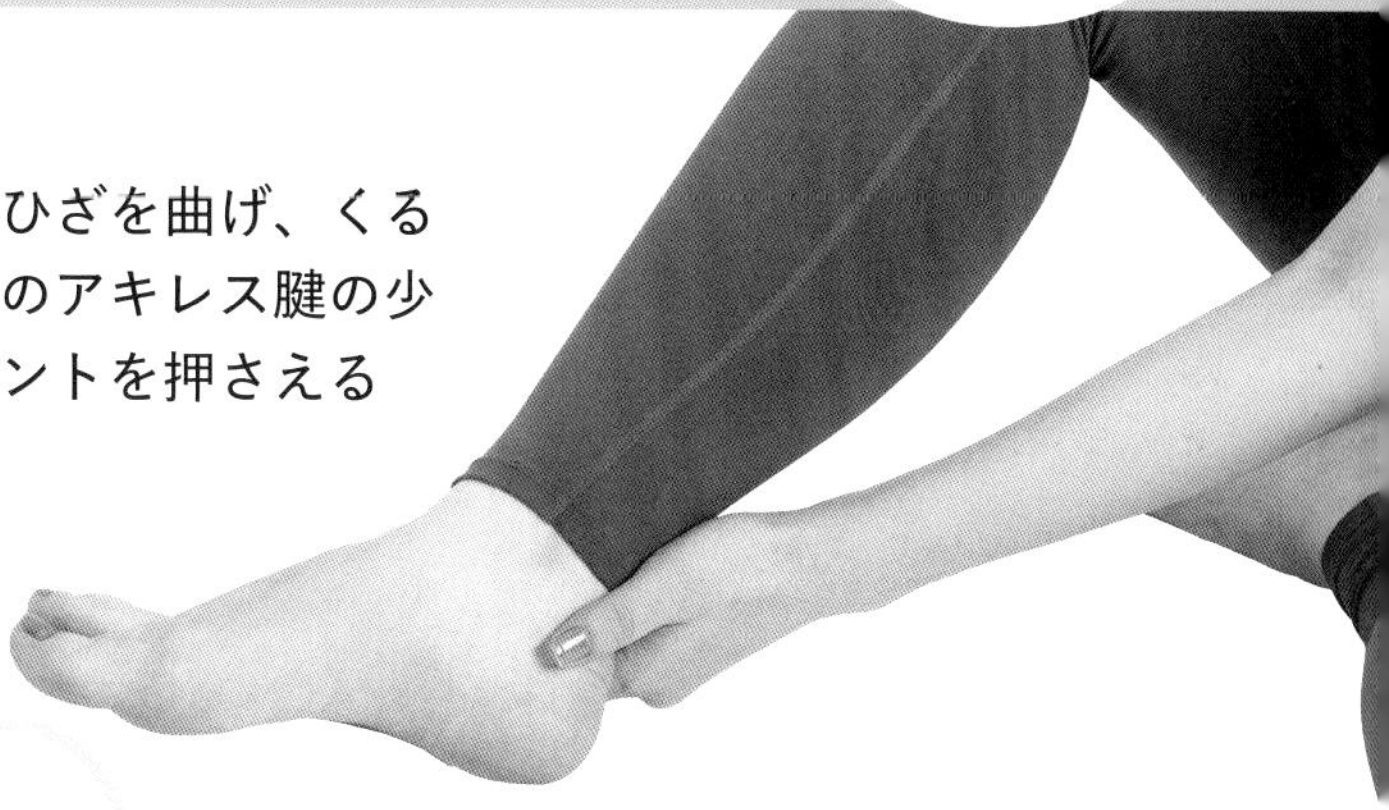

1 床に座ってひざを曲げ、くるぶしの後ろのアキレス腱の少し前のポイントを押さえる

ポイント

足の内くるぶしの後ろのアキレス腱から少し前の筋の位置に注意。

2 **親指と人差し指を使い、足首から上に向かって上下・左右に各10回ずつマッサージする**

2～3セット

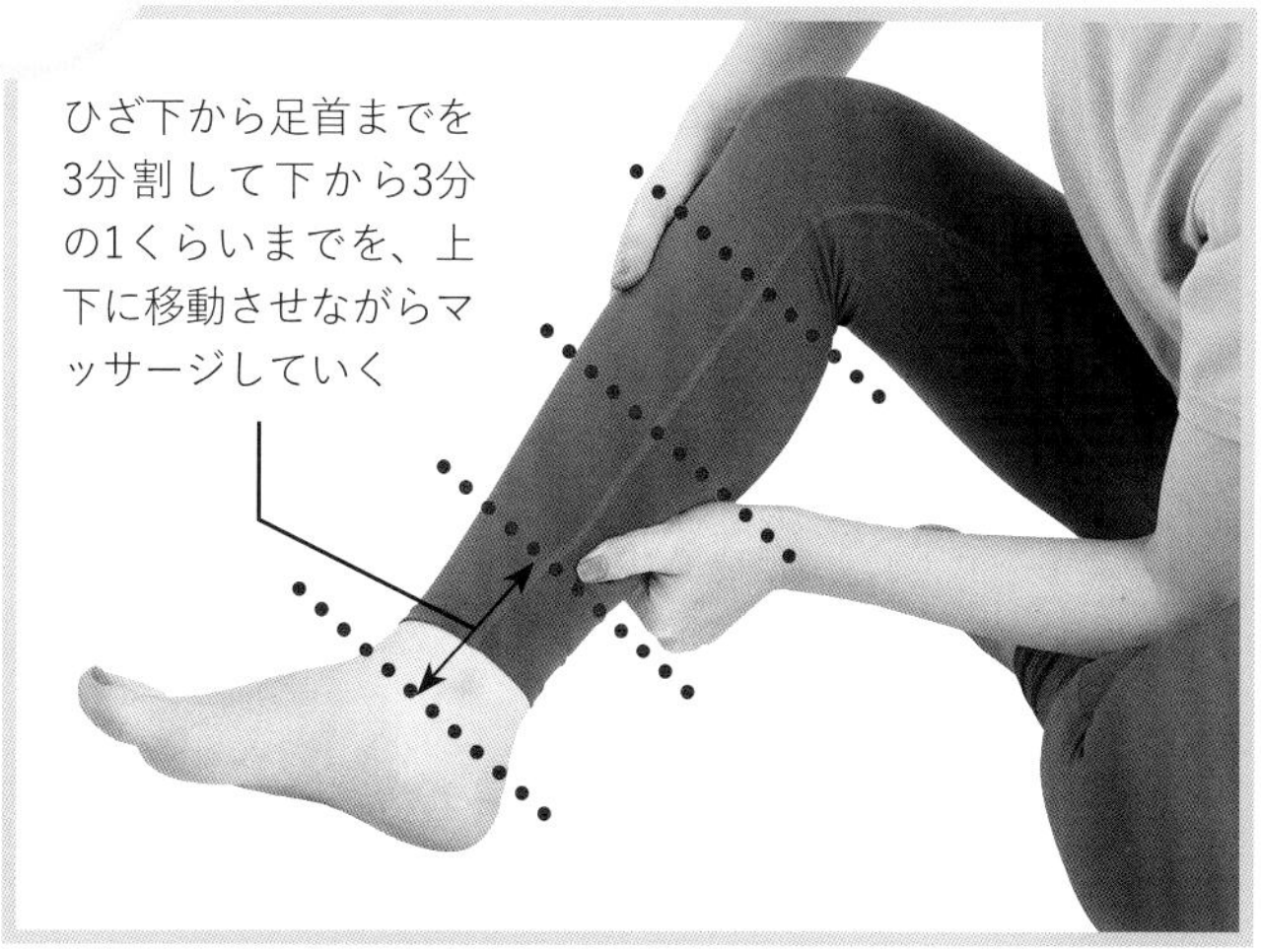

【2】指曲げストレッチ

1

2～3セット

床にひざを伸ばして座る

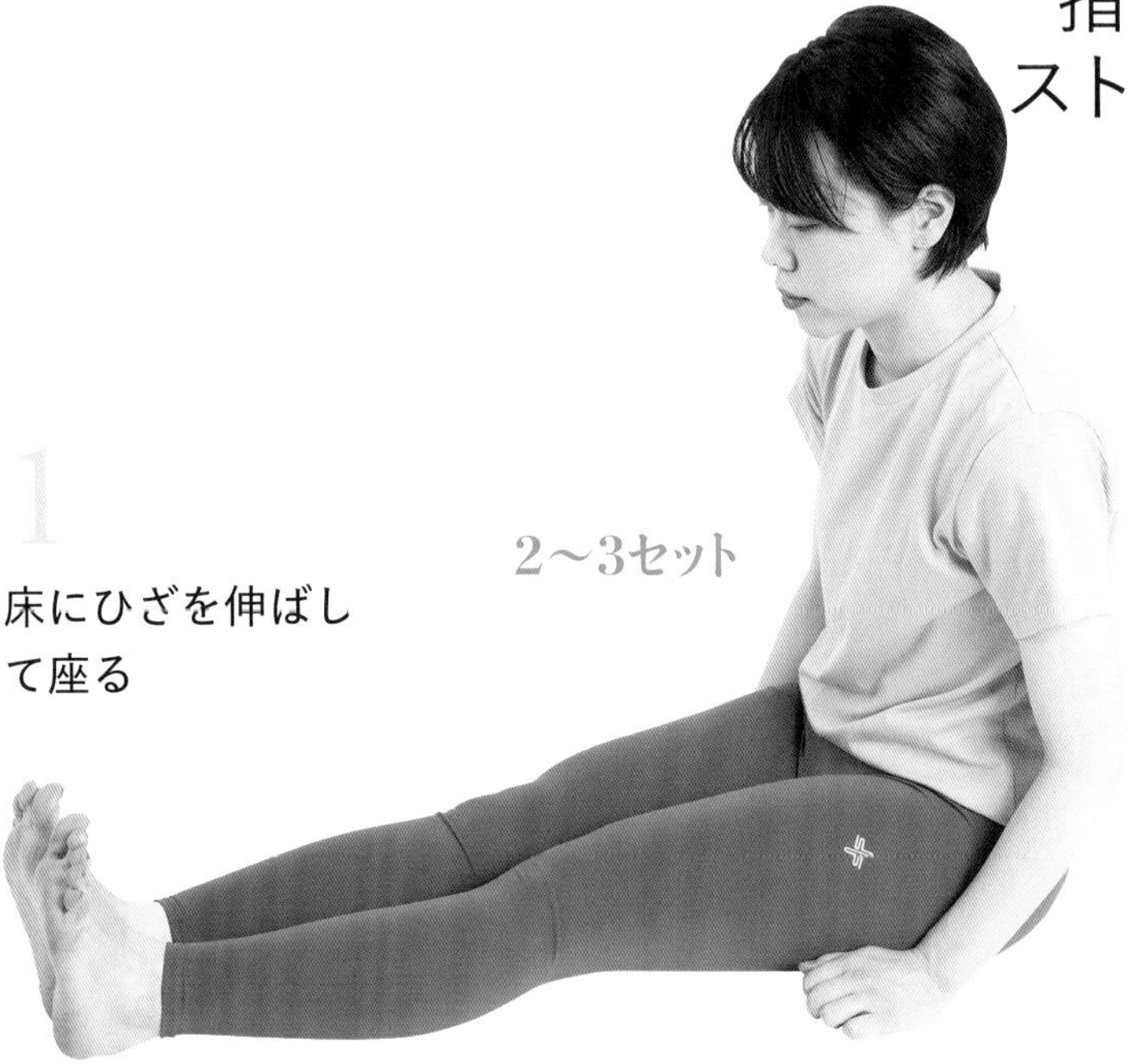

2

足指を丸めながら、かかとを床面につけて足首を上下に10回動かす

足首を十分動かすために、足の指先を丸めた状態を保つこと

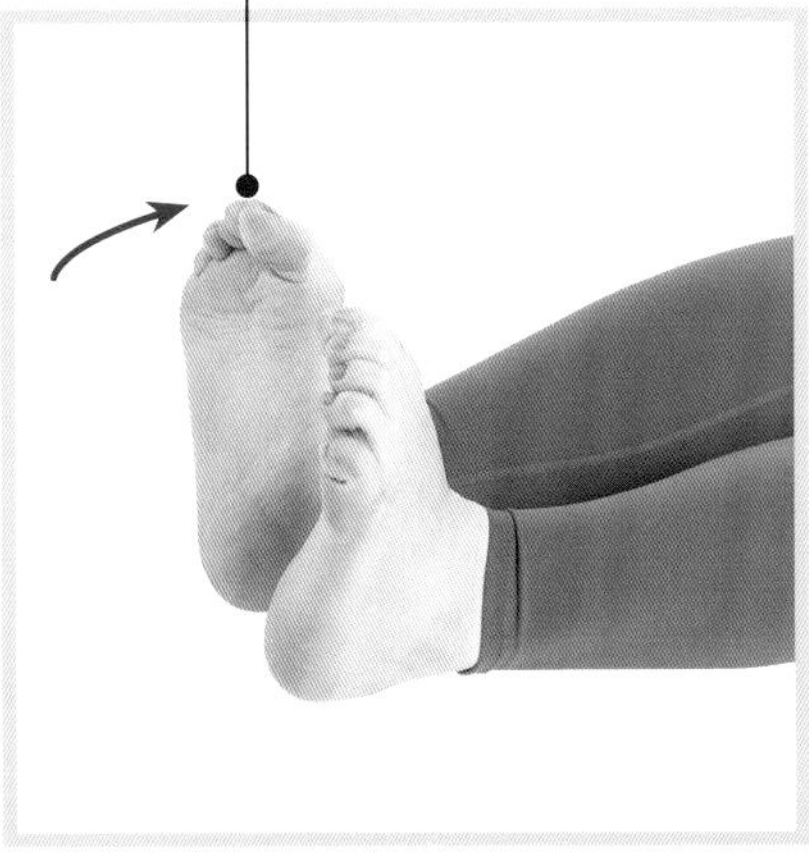

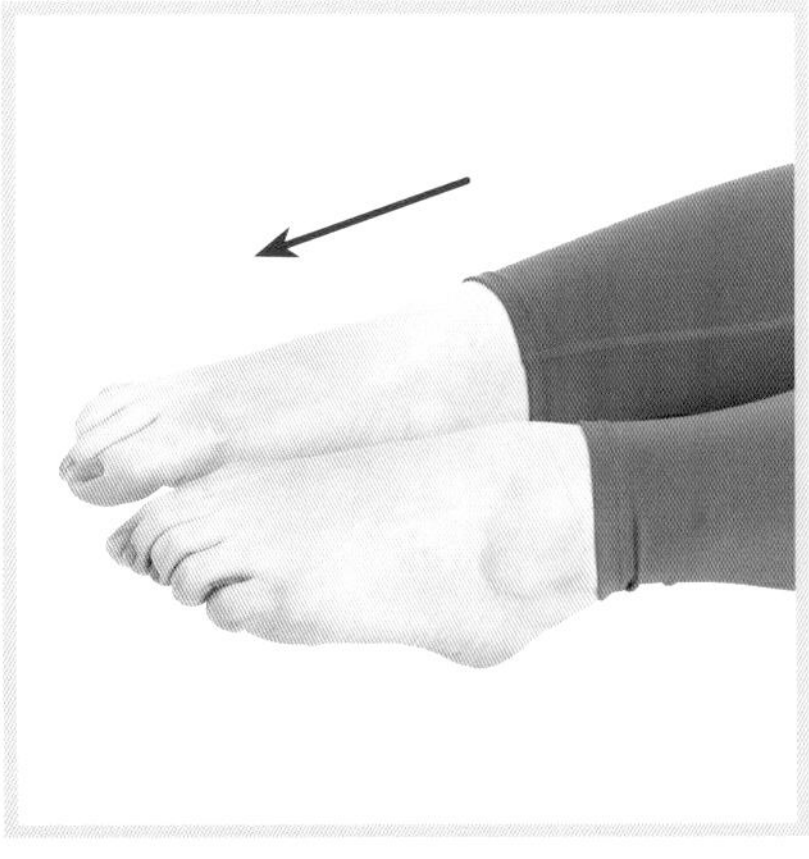

第4章

日常生活で見直したい正しい体の使い方

いくら鍛えても普段の体の使い方が
間違っていると効果はありません。
暮らしの中での正しい体の使い方を
マスターしましょう。

座る時間を短くして、定期的に姿勢を正す

厚生労働省やスポーツ庁の資料によると、日本人の成人が平日に座っている時間は1日420分＝7時間と、主要20か国のうちで最も長いとされています。

さらに1日の座位時間が11時間以上の人は、4時間未満の人に比べて、死亡リスクが40％も高まるという報告もあります。

また、1日の座っている時間が同じでも、途中で立ち上がるなど、座る姿勢を中断する回数が少ないと、糖尿症や高血圧、肥満などの代謝疾患のリスクが増加するといわれており、「座ること」そのものが健康リスクというよりは、「長時間、連続して座り続けること」が健康リスクとなるといわれています。

こうしてみると、座る時間とひざの痛みにも大きな関係があり、実はひざ痛や軟骨のすり減りは座り方とその時間が主な原因となっていると推測できます。

だからこそ、仕事などでの長時間の座り時間を減らすことがいちばんなのですが、ここでは正しい座り方と立ち方について紹介していきます。

正しい座り方

1 ひざを閉じて座り、ひざの位置も左右がまっすぐになるように揃えて、足が開かないようにする

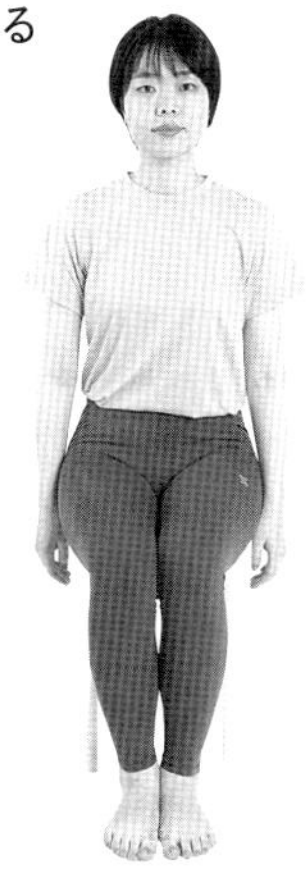

2 肩の位置を骨盤のちょうど真上にくるように、鏡などに写して確認する

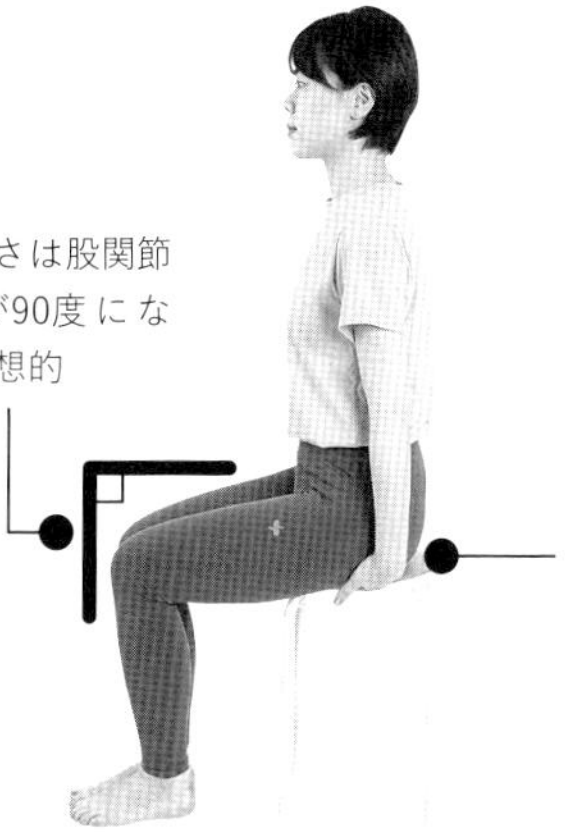

椅子の高さは股関節やひざが90度になるのが理想的

骨盤を起こして手のひらをお尻の下に持っていき、臀部の出っ張った骨がしっかり当たったところが最適な姿勢になる

正しい立ち方

1 足の指を20 ～ 30度開き、内側の太い骨の先の内くるぶしのかかと部分に体重をかける

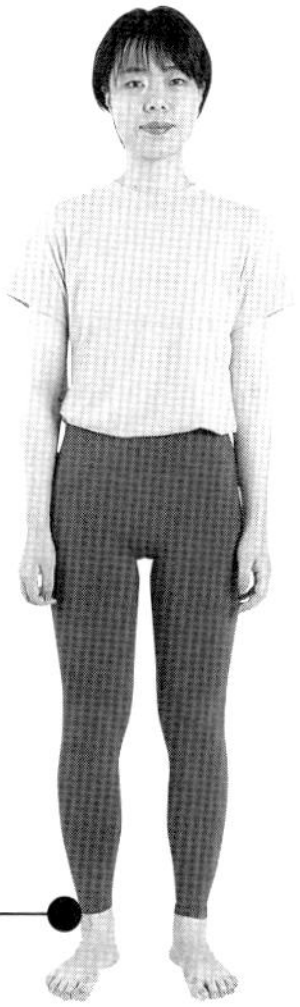

重心をかかとに置き、内くるぶしに体重をかけるイメージで立つ

2 お腹を引いて内くるぶしに重心をのせるようにする

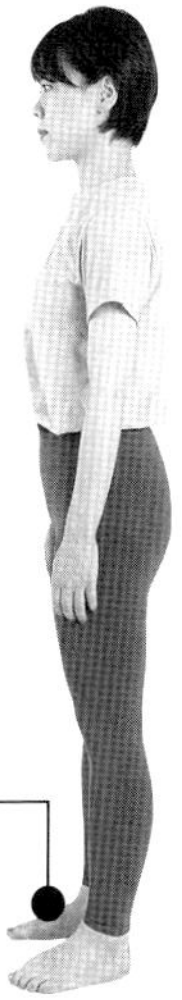

足の指先が外に開き過ぎたり内側に閉じ過ぎたりすると、ひざのねじれの原因になる

② 正しい立ち上がり方

ひざと股関節を曲げる順番を間違えない

日常生活では1日に何十回も立ち上がる動作をしますが、それが間違っていればどんどん負担が重なっていきます。股関節をしっかり使えているかいないかでひざに大きな負担がかかるかが決まってくるのです。

悪い立ち上がり方はひざの曲げ伸ばしだけで立ち上がる動作で、股関節が動いてからひざを使って立ち上がるのが正しい立ち上がり方です。さらにゆっくりひざの力だけで立ち上がったり、ひざを内に入れて内股になって立ち上がろうとしたりするのは、悪い立ち上がり方です。

正しいやり方なら股関節の機能を十分に発揮でき、ひざの関節をそれほど使わず楽に立ち上がれます。

なお、それでも痛みが激しい人や足腰が弱っている人は、椅子や壁に手をついて支えながら上半身を起こしていく方法を試してみてください。

正しい立ち上がり方

1 上半身をまっすぐに伸ばしながら骨盤を起こす。足の指先とひざはできるだけまっすぐ前に向ける

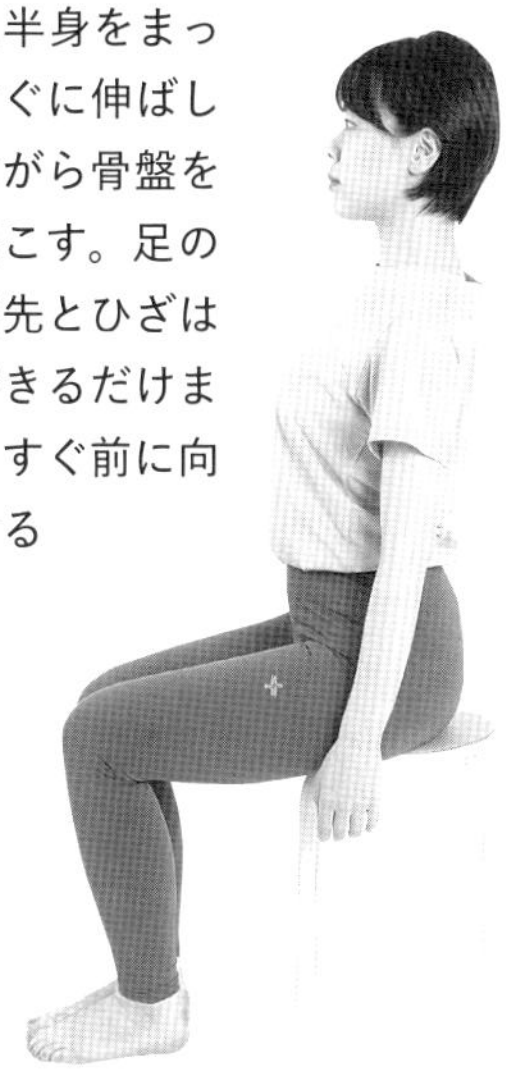

2 お辞儀をするように股関節をしっかり曲げてから、勢いでスッと立ち上がる

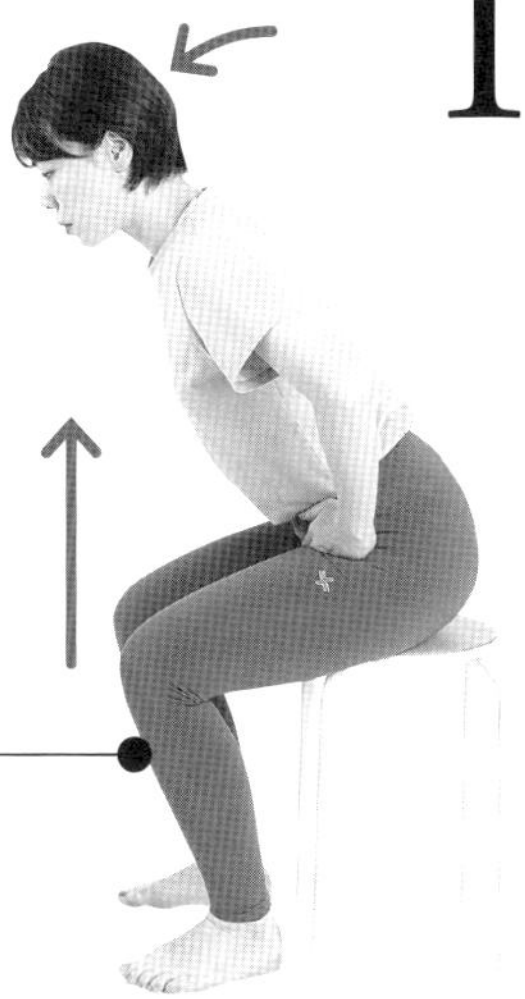

足の位置を後ろに引くようにするとスッと体重を前に乗せやすくなる

床から立ち上がる場合

1 手をついて四つん這いになる

お尻の位置をなるべく高くする

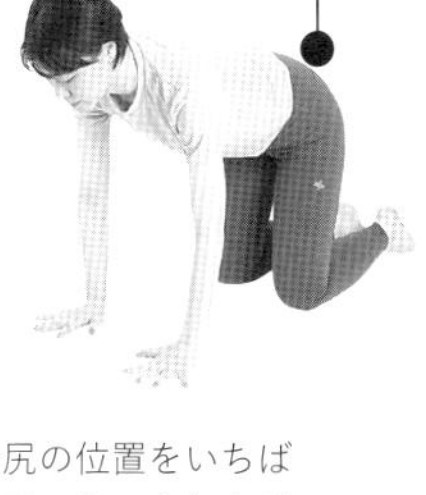

2 片方の足を前に出し、そのひざに手をついて上半身を前に曲げながらお尻の位置を上げる

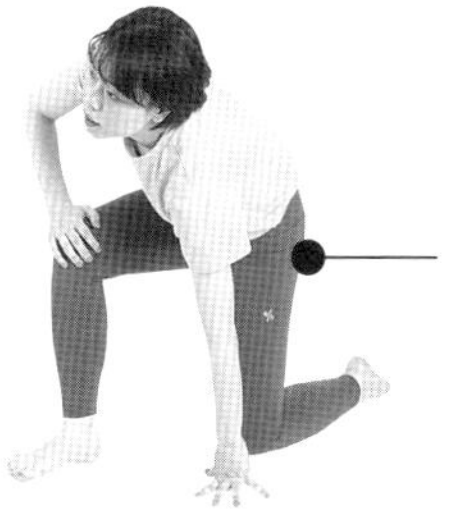

お尻の位置をいちばん下にして立ち上がると、ひざの筋肉に大きな負担がかかる

3 後ろの足を前に出して揃え、最後に上半身を起こしまっすぐに立つ

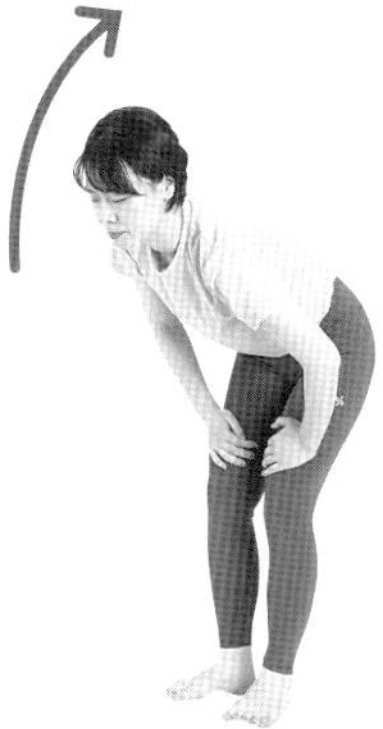

ひざをねじらないように まっすぐに曲げる

日常生活ではしゃがむ場面も多くありますが、そこで間違ったしゃがみ方をするとひざに負担がかかり痛みや変形の原因になるばかりか、さらには股関節の痛みや腰痛などにもつながります。これはしゃがむ際にひざが内側に入ってしまうからで、ひざ関節に過度の負担をかけてしまうのです。もともとひざ関節は曲げ伸ばしの動きがメインでねじれの動きに弱く、ひざが内に入ることによってひざ関節がねじれて負担がかかるのです。

曲げる順番も、ひざから、そして次に股関節を曲げてしゃがむのは間違いで、正しいしゃがみ方はまず股関節から、次にひざを曲げるようにします。

ここで、ひざ関節が足の指先より前に出ると、すでにひざ関節から曲げていることになるのでチェックしてください。指先を45度にして曲げていくと股関節から動くので順番も正常になります。そして、股関節から曲げる動作を覚えさせることで、痛みのひどい人でもスムーズにしゃがめるようになります。

正しいしゃがみ方

1 足の指先を斜め45度くらいの方向にして、ひざもその方向に開きながら曲げていく

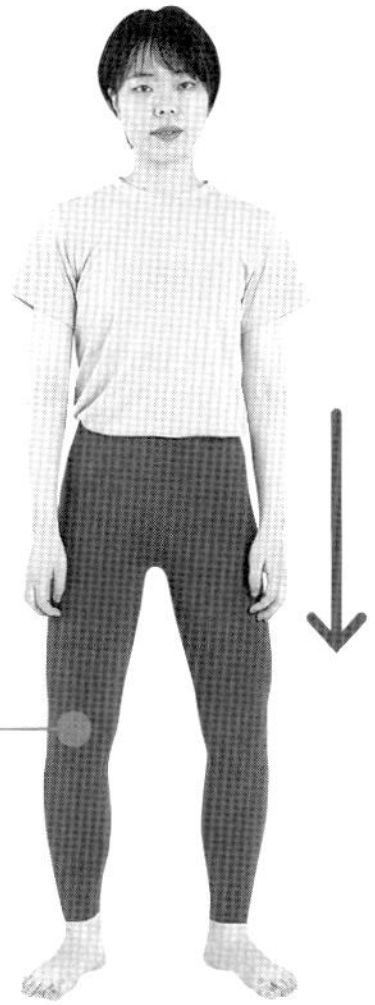

2 まず股関節から、次にひざを曲げていく

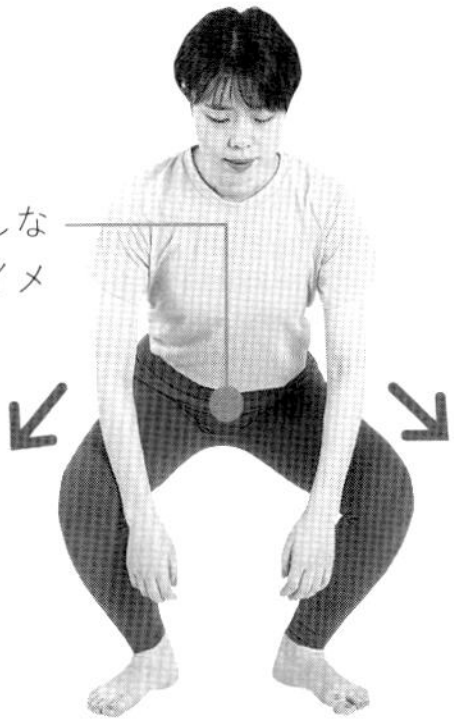

ひざが痛くてしゃがめない場合

1 ソファーに後ろ手をついてひざを前に出す

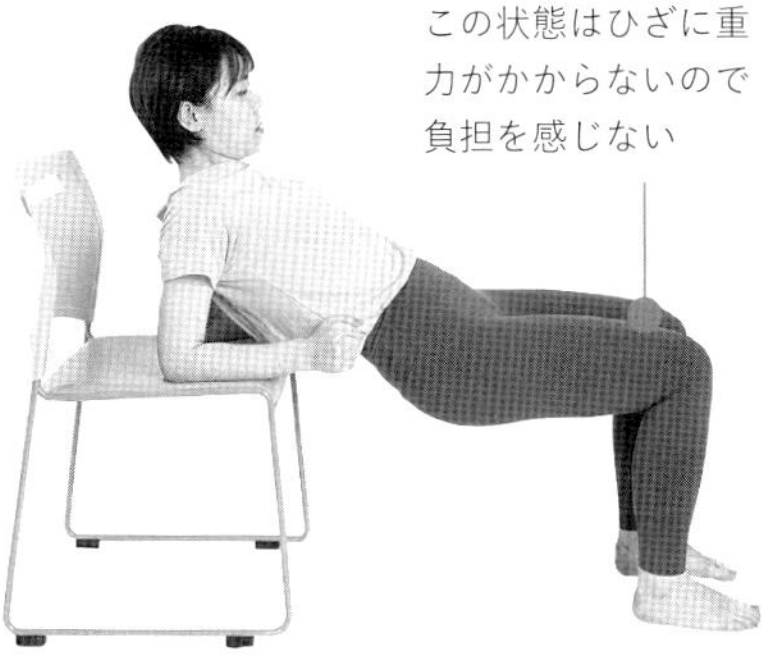

2 股関節を曲げる意識でお尻をかかとに近づけていき、後ろ手の状態に戻す。この動作を何回も行なって習慣づける

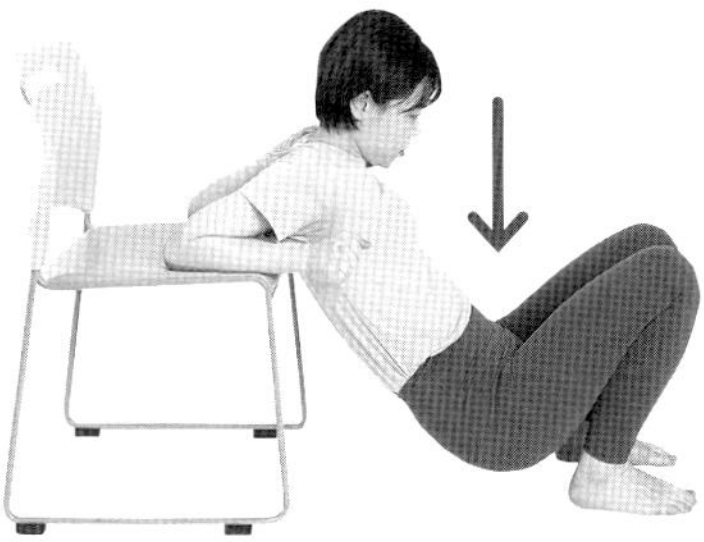

④ 階段の正しい上り方・下り方

股関節を使いひざへの負担を減らす

階段の上り下りで足を意識したことがある人は少ないと思いますが、実は無意識で昇降しているとひざ関節に過度の負担をかけているリスクがあります。太ももの筋肉を過度に使った上り下りになり、ひざに負担がかかり痛みや変形も悪化してしまうのです。ひざの悪化と太ももの筋肉の硬さは比例しているのです。

階段の上り下りは立ち座りなどの動作よりも体重（重力）の負担量が多いので、体の動かし方をひとつ間違うだけでひざ関節がオーバーヒートを起こしてしまいます。さらに筋肉にはアクセルとブレーキの機能があり、階段を下りるときには太ももの前の筋肉が前に行き過ぎないようにブレーキをかけ、それが大きな負担になります。前傾姿勢で上半身を前のめりにして上ると、太ももの前の筋肉を過剰に使ってしまうので、股関節を使うことで太ももの筋肉の負担をなくすることが大切です。

下り方は上半身を起こしてまっすぐになり、足裏全体で階段を踏みしめると、前のめりにならず太ももの筋肉の負担も減少するので実践してみてください。

正しい階段の上り方・下り方

1 背すじを伸ばして上半身をまっすぐにする

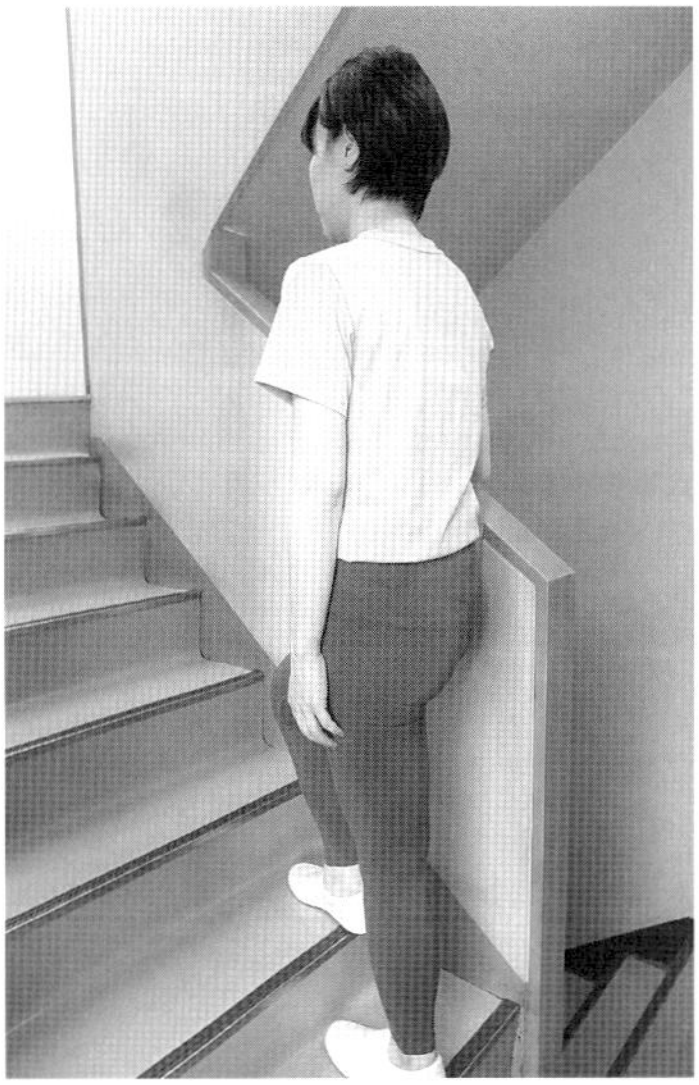

2 股関節を使いながら階段を上る。下りる際は上体を起こして、足裏全体を着地させて下りる

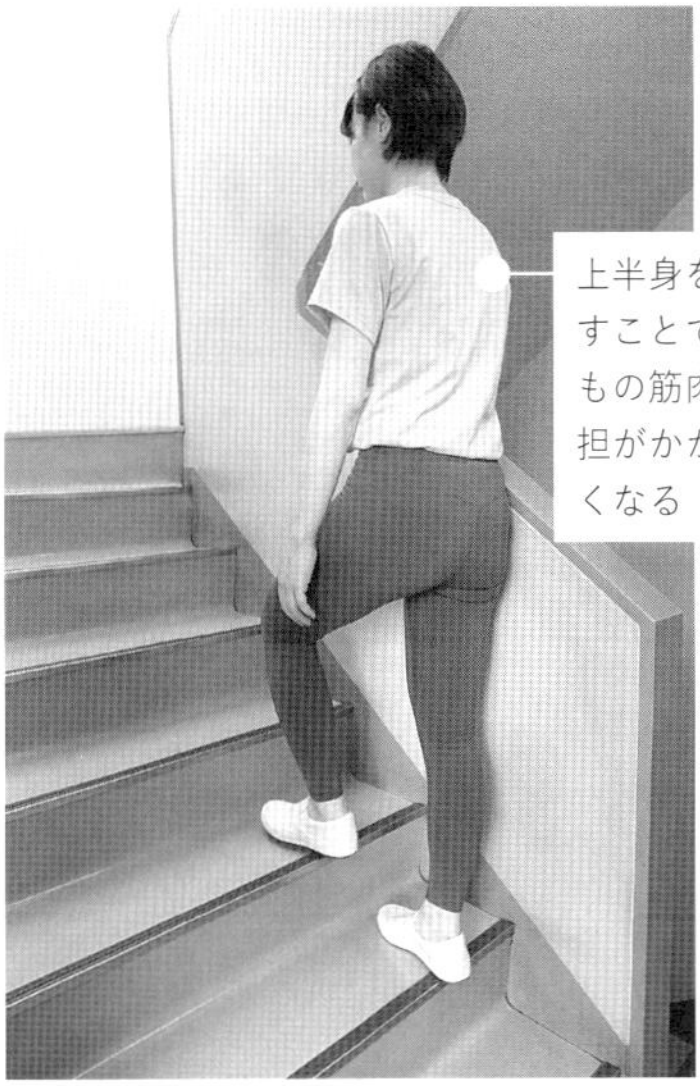

ひざの痛みがひどい人や変形性ひざ関節症など異常のある場合

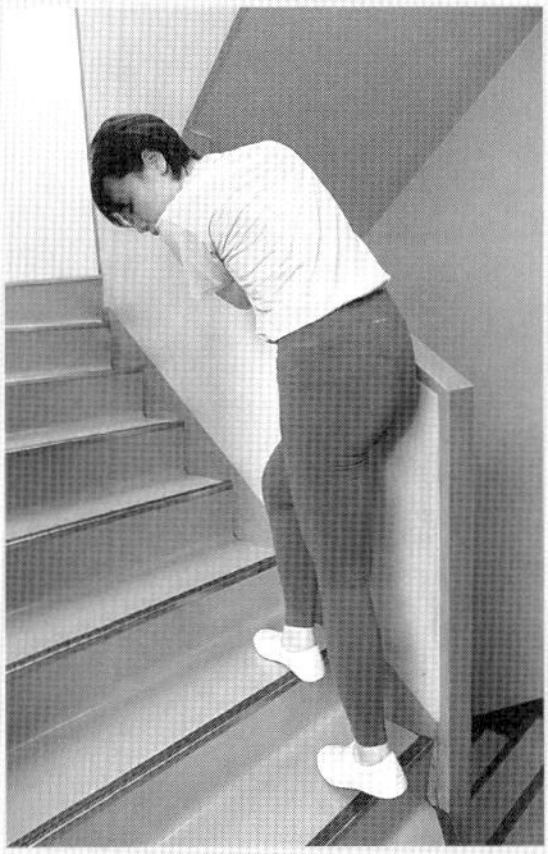

1 階段を下りるときには後ろ向きになって下りる

骨盤を起こし、上半身を先に出して歩く

歩き方についてはいろいろな人がさまざまな歩き方を推奨していて戸惑うこともありますが、基本的には、上半身から先に出し、股関節を前後に動かして歩くことが大切です。

そのために効果的な練習法が、万歳のポーズで両手を上げて歩くこと。家の中などで両手を上げて、股関節の動きを意識して歩いてみます。そして、そのときの下半身の動きを覚えておくとよいでしょう。

正しい歩き方の練習

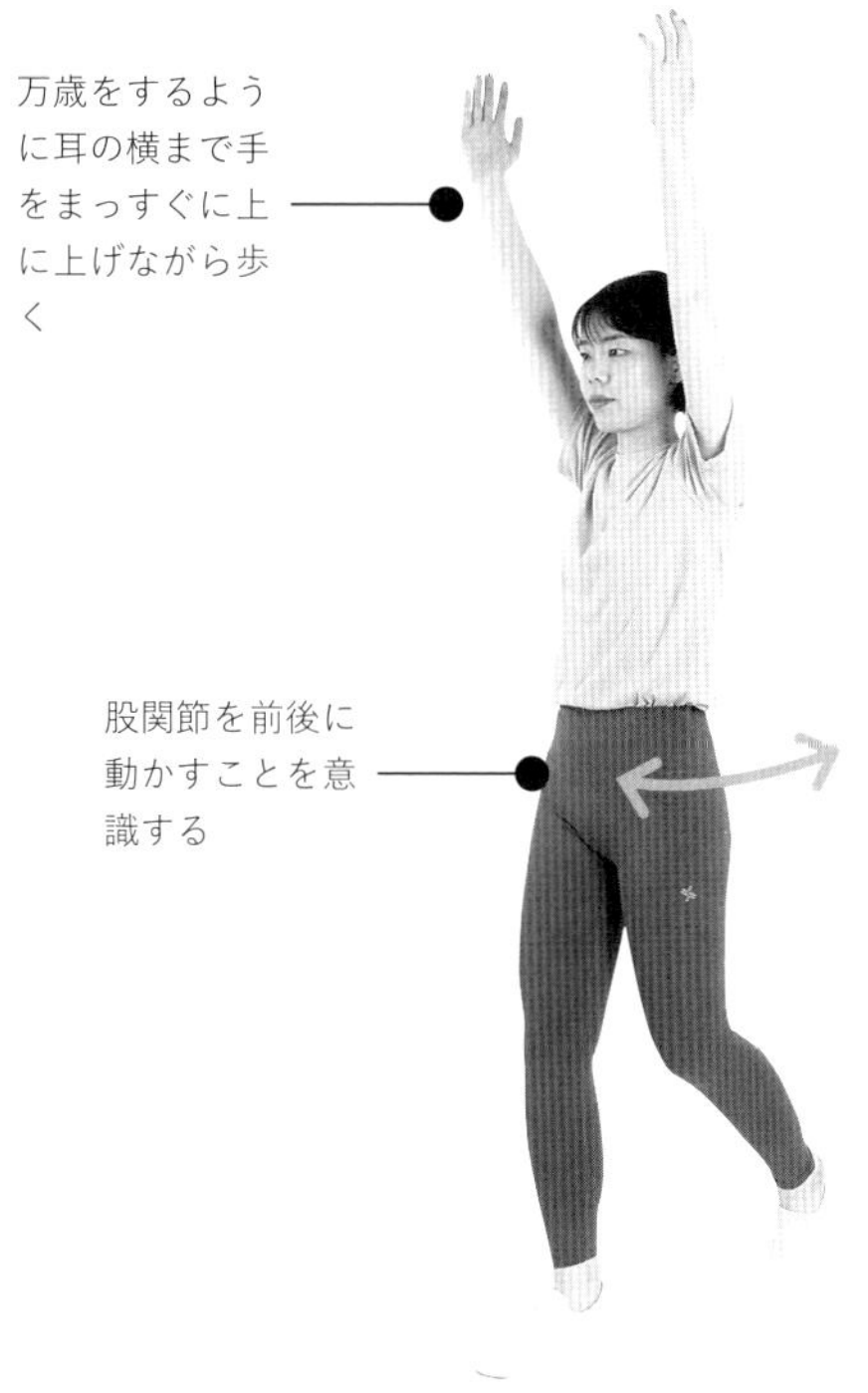

正しい歩き方

1 おでこから前に突っ込むように体を出す

2 母趾でしっかりけり出し、ひざは伸ばし気味に、かかとから着地させる

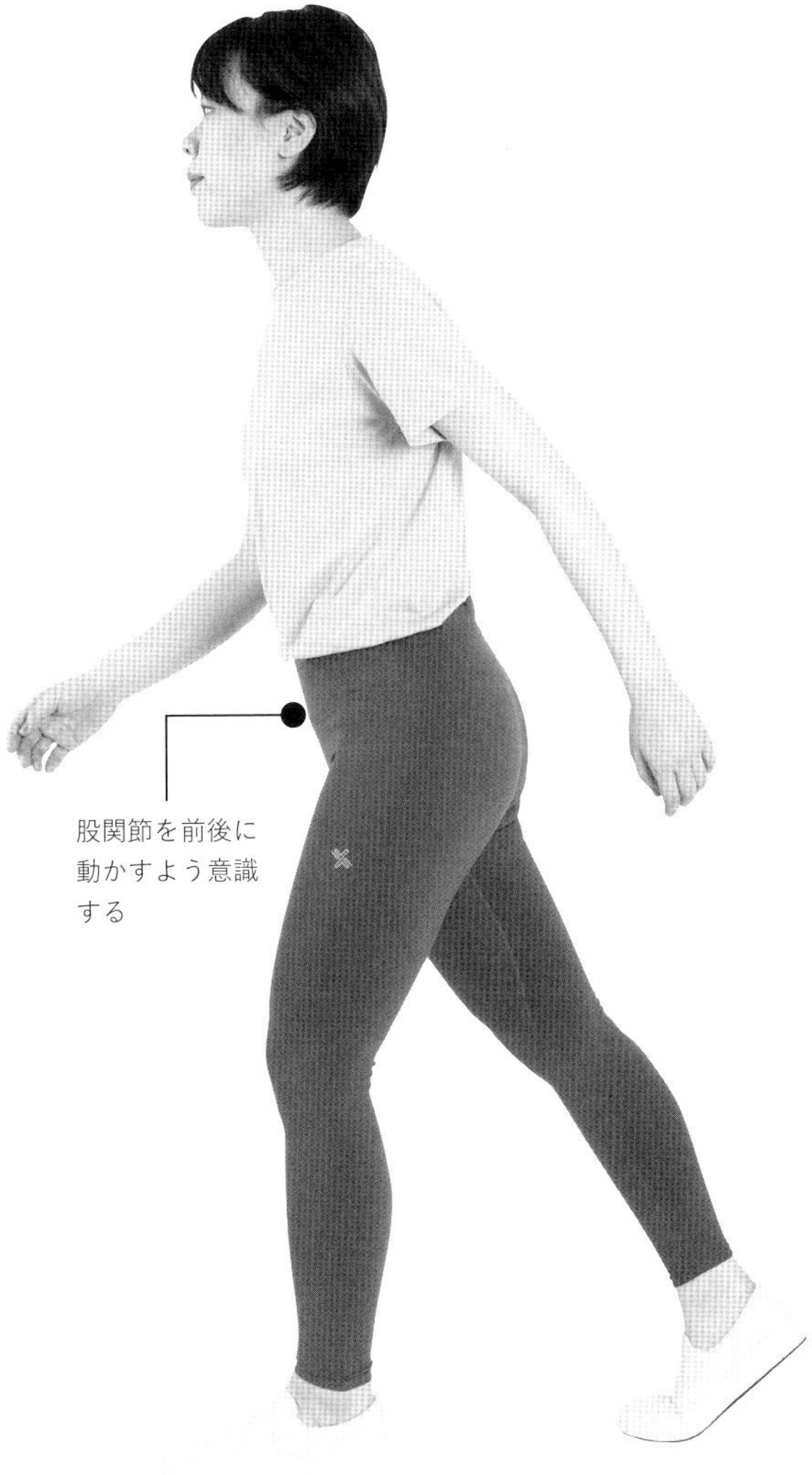

2か月チャレンジ・プログラム

関節痛のある方に向けたものになっていますが、まだ痛みが出ていないという人は、5週目のプログラムからチャレンジしてみてください。生涯歩ける足腰をつくるのに、きっと役立つはずです！

痛みがない方、軽い方は第5週目のプログラムから始めてください。

（第1～第4週目）

第5～第8週目

1日目

腸腰筋トレ（P85～）

内側広筋トレ（P91～）

内転筋トレ（P98～）

大殿筋トレ（P102～）

2日目

半腱様筋トレ（P94～）

腓腹筋トレ（P96～）

腹横筋トレ（P100～）

➡ **交互に繰り返して実践**

（第5週目以降）

第9～第12週目

足首マッサージ＆ストレッチ
（P111～）

10回脚振りストレッチ
（P105～）

＋

10分歩行
（P122～）

毎日負担ゼロストレッチ（P79～）
痛みがあるならカチカチ筋マッサージ（P75～）を追加

100歳足腰をつくる

ここにご紹介するのは、私が考案し整骨院で実践している「90日膝痛解消プログラム」を、本書で紹介しているマッサージやストレッチを中心にアレンジした、２か月で痛みを緩和させるオリジナル・プログラムです。

痛みのある方は、軽い準備運動＆マッサージからスタート！

	第１～第２週目	第３～第４週目
昼	寝ながら準備運動 （P67～）	ずぼら エクササイズ （P71～）
夜	お風呂上がりにカチカチ筋マッサージ （P75～）	

おわりに

本書を最後までお読みいただき、ありがとうございました。

最後にひとつだけ、施術の現場で忘れられないエピソードをお話しておきましょう。

それは、私の最初の患者Ａさんのことです。女性でパーキンソン病を患っておられました。とても明るく朗らかで、皆さんから好かれていました。治療が終わるといつも感謝の言葉をかけてくれ、それが若い私にはとても大きな励みになっていました。そんなＡさんが、ある時これまで聞いたことがないような暗い声で連絡してきたのです。

「先生、申し訳ないのですが、すぐに来てくれませんか？」

驚いて駆けつけてみると、Ａさんはベッドの上でとても辛そうにしていました。すぐにその場で痛みを和らげる施術を行なったのですが、

「あちこち痛いし体が思うように動かない。なぜ私がこんな辛い目に遭わなくてはならないの」

という言葉をＡさんから聞いたとき、対症療法以外にできない自分

に、どうしようもないもどかしさ、やるせなさを感じました。そのときの気持ちが、今でも甦るのです。

パーキンソン病は、進行自体は止められない難病なので患者さんの悩みや苦しみは積もるばかりです。それでも、われわれ治療家は力のなさを痛感しながらも、何とか少しでも痛みを和らげ、楽にしてあげたいという気持ちだけをモチベーションに日々の施術を行なっています。

ですから、読者の皆さんにはもう一度、日々健康で何気なく過ごせる生活がどんなに素晴らしいことかを、自覚してほしいのです。

足腰が弱って寝たきりになってしまったり、歩くのが困難で生活の質を落としてしまった人のほとんどが、辛い痛みが出てきた年代に正しい治療やケアを行なえていません。注射やマッサージ、薬や湿布など、その場しのぎの対症療法だけで済ましてしまっているのが現状です。

私はこのような現状を変えたいのです。

辛い痛みから解放されて、一生歩ける体を手に入れてもらいたいと、日々患者さんの治療にあたっています。本書が皆さんの「１００歳足腰づくり」のきっかけになれば、筆者にとって大きな喜びです。

笹原健太郎（ささはら・けんたろう）

1987年12月25日生まれ。鍼灸師・柔道整復師。関西医療大学卒業後、往診専門治療院として独立。脳梗塞やパーキンソン病、寝たきりなどで通院できない方の治療・リハビリを行なう。2013年に大阪市住吉区に鍼灸整体院を開院。福岡や愛媛、横浜など全国各地の、関節痛などの辛い痛みでお困りの方の施術にあたる。YouTubeでの発信活動も行ない、現在登録者数21万人を超える足腰チャンネルを運営。「100歳まで自分の足腰で歩ける人を増やす」をコンセプトにさまざまな健康情報を発信し伝えている。

ブックデザイン　渡邉民人・谷関笑子（TYPEFACE）
編集協力　アイブックコミュニケーションズ
写真　齋藤周造
モデル　小野紗知
本文イラスト　青木宣人
DTP・図版作成　東京カラーフォト・プロセス株式会社
校正　東京出版サービスセンター
編集担当　池上直哉

100歳足腰のつくり方

一生自分の足で歩くからだ習慣

著　者　笹原健太郎
編集人　新井 晋
発行人　倉次辰男
発行所　株式会社主婦と生活社
〒104-8357　東京都中央区京橋3-5-7
編集部　Tel 03-3563-5136
販売部　Tel 03-3563-5121
生産部　Tel 03-3563-5125
https://www.shufu.co.jp
製版所　東京カラーフォト・プロセス株式会社
印刷所　大日本印刷株式会社
製本所　株式会社若林製本工場

ISBN978-4-391-15881-6